居家穴位調養的第一本書

按一按、揉一揉

就能照顧全家人健康

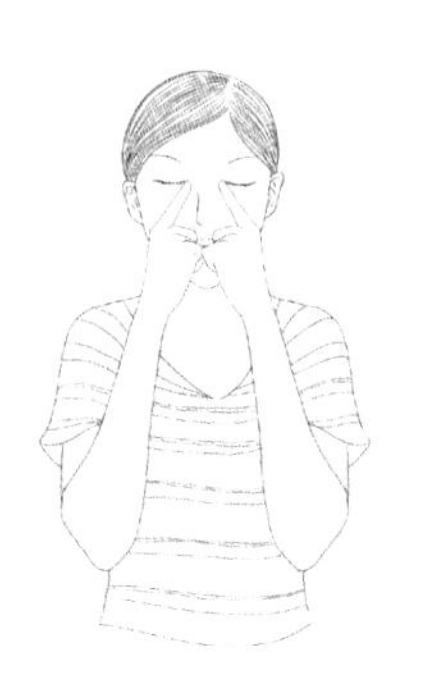

閱讀本書之前

這是一本人人都需要的中醫穴位養生實用指南。

穴位是中醫保健、治病領域使用率極高的範疇。作為人體上具有特殊功能的區域，穴位自古以來就被中醫名家和普通百姓共同重視。穴位是人體上天然良藥，無數事實見證了穴位的神奇。

穴位遍布全身，不好好利用，就是浪費。從頭到腳，人體尚有很多使用方便、功能顯著、功用豐富的大穴、要穴，這些穴位，既可以用來對男人、女人、老人、小孩，進行日常保健，又可以治療男人、女人、老人、小孩的常見疾病，1 個穴位具有多重養生保健和防病治病的作用。對每個家庭來說，懂一點穴位養生常識，可以保護全家人的健康。

本書請著名中醫經絡穴位專家李志剛教授按照從頭到腳的順序，選取人體上常用的大穴、要穴，從一穴多用的角度，告訴讀者如何使用這些穴位養護全家人的身體，抓住穴位養生的要領。

1. 本書所提供的穴位保健、治病方法，只適於居家日常保健和疾病的輔助治療之用，若有疾病，請先到醫療院所就診，勿因此耽誤病情。
2. 使用穴位按摩的方法進行居家保健、輔助治療疾病，不必拘泥於按摩的手法、次數、時間、順序等。方便的時候就按揉、點壓相關穴位，就能有良好的效果。可以大致按照每個穴位，每次按摩 3 ～ 5 分鐘的程度，來彈性搭配。
3. 用艾灸的方法進行居家保健、輔助治療疾病，用艾條溫和灸最方便。一般把艾條點燃後，置於離穴位 3 公分左右處，每個穴位灸 15 分鐘左右就能收到效果。

4. 本書附有實用人體經絡穴位彩色掛圖，上面標註了同身寸尺規、取穴的常用參照物和常用穴位，建議充分利用該圖。
5. 如果你想找到某個健康問題的解決方案，只看本書裡的相關文章就可以了。如果你想全面地學習穴位養生知識，建議完整地看完本書。

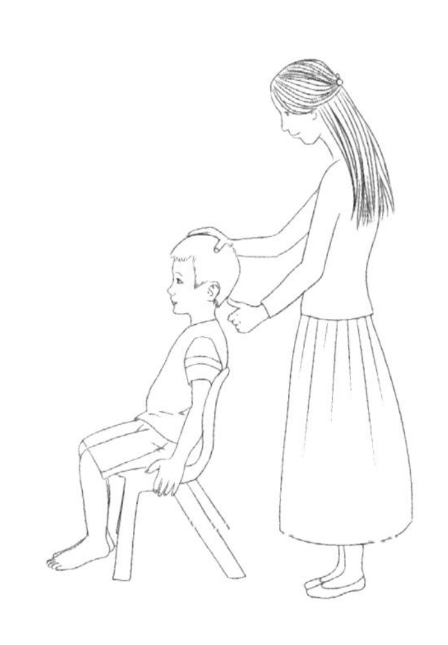

目錄

第一章【認識穴位，喚醒你的專屬家庭醫師】

第二章【頭、面、頸部穴位】

第三章【肩、背、腰部穴位】

第四章【胸、腹部穴位】

目錄

第五章【手臂穴位】

第六章【腿部穴位】

第七章【足部穴位】

依症狀閱讀

◎身體各部位不適緩解

瘦身穴位

美麗穴位

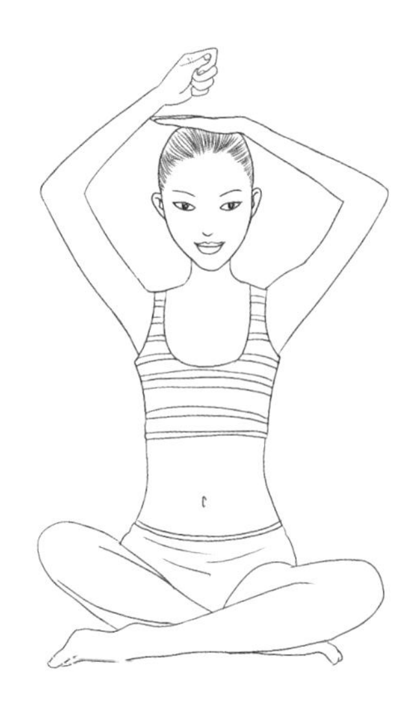

依身分不同閱讀

男人
強健體魄，精氣神十足

女人
從經期保養道產後養護都照顧

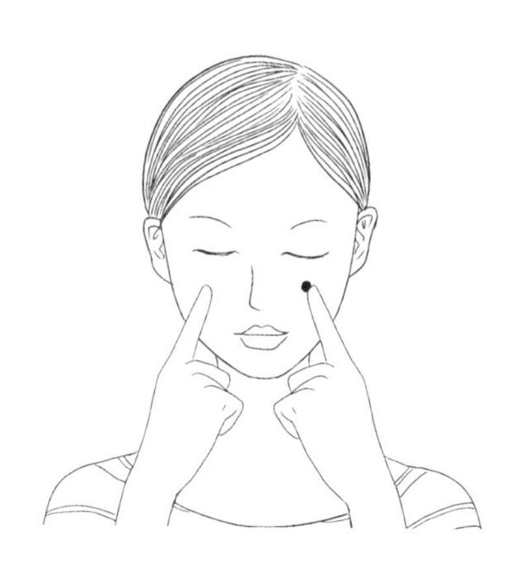

老人
減緩老化產生的各種不適

小孩
舒緩不適，養好體質

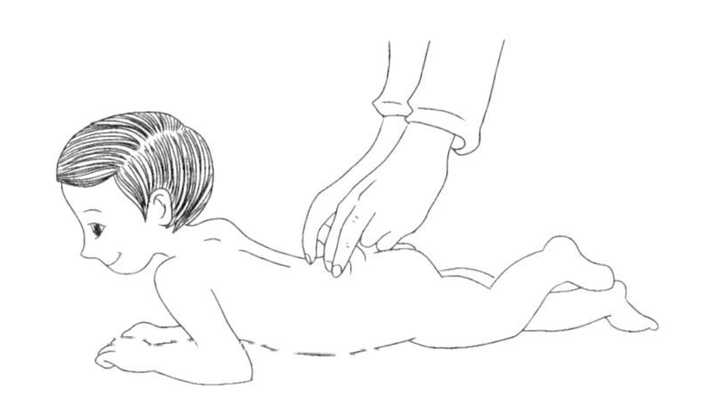

第一章

認識穴位，喚醒你的專屬家庭醫師

在人們的腦海裡，似乎一直存在著刻板印象：中醫只是用來調養的，只能輔助西醫的藥物治療。但是，大家別忘了我們身上有著比藥物更有效果、治療更徹底、更沒有副作用的經絡系統。適當地運用它們，就可以在家為自己和親人進行保養和治療，杜絕疾病登門。

學習中醫之人，一定都知道春秋戰國時代的名醫，扁鵲。他可以說是中醫理論的奠基者，中醫的望、聞、問、切的問診方法，都是源自於他。他的醫術精湛，成名後周遊列國行醫，有許多行醫事蹟被廣為流傳，世人便以傳說中的神醫扁鵲之名稱呼他。

穴位是隨身醫師，一定要認識並且使用它

扁鵲為什麼叫神醫？因為據說他有能讓人起死回生的本領。司馬遷的《史記》中記載著，扁鵲遊醫到虢國，適逢虢國的太子死了，舉國悲痛。扁鵲到了太子近前一摸，尚有鼻息，便讓他的 2 個弟子去針灸太子的百會穴。針灸之後，太子就甦醒了過來。於是老百姓們相傳，扁鵲具有起死回生的本領。但是，扁鵲卻說：「太子不是我救過來的，是他自己沒死。」實際上虢國太子是得了「屍厥症」，就相當於現在的昏厥。在急救當中，針灸穴位發揮了重要的治療作用。

還有另一個故事。明朝有位巡按使叫趙文炳，這個人得了一種病，叫風痺症。來幫他治病的醫者是一個接著一個，儘管他天天吃藥，但總是沒有效。後來他就到京師請楊繼洲（當時的針灸名醫）進行診療。楊繼洲只扎了 3 針，就治好了他多年的風痺症。

趙文炳問楊繼洲有什麼要求，想表達對他的感謝之情。楊繼洲拿出 1 本小冊子，那上面記著他及楊家的一些針灸診療經驗，向趙文炳表示想以這本小冊子為基礎，編纂 1 本醫書。趙文炳便委派 1 名叫晉賢的幕僚，幫助楊繼洲出版這本書。把明朝以前針灸領域的一些重要文獻、經典著作，都收錄在書中。這就是在針灸界影響非常大，流傳非常廣的《針灸大成》，現在被全世界視為學習範本。

以上 2 個故事，無非都說明了穴位在防治疾病方面，具有相當重要的作用。

穴位就像是我們隨身的御醫，每個人的身上都遍布了穴位，它既可以治病又可以防病，關鍵在於我們是否意識到穴位的重要，進而去認識它，使用它。唯有使用它，穴位才能發揮神奇的功效，否則它就像一堆被掩埋的珠寶，無法釋放它的光輝，所以我們每個人都應該掌握一些穴位的知識，這樣可以更好地保養自己的身體。

比如，當我們頭痛或者頭昏腦脹、眼睛乾澀的時候，可以用力按壓頭部後面的風池穴。位置正確的話，你便會立刻感到神清氣爽。這並不是吹噓，穴位確實能有這樣的作用。所以當我們生了小病或者稍微感到不舒服的時候，不要老想著先跑醫院看醫生拿藥，而是應該先想到我們身上的哪個穴位可以舒緩。善用穴位，不僅可以緩解你的病痛和不適，而且是最天然的、最綠色的大藥，重點是一點副作用也沒有。

除了古代的故事，還有這麼 1 個臨床案例。我在門診看病時，有個病人彎著腰被人攙扶著進來了。我詢問他的狀況，對方表示，昨天下大雨，因為離家近就沒有請家裡人給他送傘，結果受了點涼，腰也開始疼，疼得連走路都難，都不敢直腰。我聽後告訴對方，這是急性腰痛，可以透過針灸來治療，請他不用擔心。

我扎了百會穴、後溪穴等幾個穴位。扎完了，他站起來表示，腰不怎麼疼了，接連地說：「老師你太神奇了。」我叮囑他回去沒事的時候，邊按摩睛明穴，邊扭扭腰就沒事了。這位病人就是彎著腰進來的，最後伸直腰桿走出去的，穴位方法就是這麼神奇。

我所說的這些，並不是在吹噓自己的醫術有多麼高明，我只是想讓大家認識到一點，每個人身上都有自己的御醫——穴位。身體是有自癒能力的，透過使用它們，就可以有治病的作用。關鍵在於，我們得去認識它、使用它，讓它們為我所用，這樣我們就可以不為小病苦惱發愁了。

還有一點也是告訴大家，不要總是依賴醫生，自己也是最好的醫生，因為只有你才最了解自己的身體。

進一步了解經絡和穴位

《管子‧水地》說：「水者，地之血氣，如筋脈之通流者也。」這裡把地面上的水比作人體裡的血氣。地面的水需要流通，人體裡的血氣也需要流通。人體裡的血氣（就是我們常說的氣血）在哪裡流通呢？就是經絡。

經絡在人體裡的作用異常重要，它是人體功能的調控系統，它一方面運行人體的物質基礎——氣血，一方面聯繫臟腑、體表以及全身各處。所以無論是醫家還是我們每個普通的人，要想擁有健康的身體，都需要多了解一些經絡知識。

經絡主要包括十二經脈、奇經八脈以及絡脈，這些經絡深入臟腑，外至皮膚，上到頭頂，下到足部。可以說身體的每一個部位都被包裹在其中，構成了一個完善的人體網路圖。

十二經脈的命名，分別由手足、陰陽、臟腑 3 部分組合而成。手足代表經脈在上下肢的不同分布，手經代表經脈的外行線路分布在上肢，相對地，足經代表經脈的外行線分布於下肢。陰陽則代表經脈的陰陽屬性和陰陽之氣的多與少，陰衍化成太陰、少陰、厥陰，代表陰氣的由多到少；陽衍化成陽明、太陽、少陽，表示著陽氣的由多到少。

臟腑代表經脈的臟腑屬性，比如腎經代表該條經脈屬於腎臟，大腸經代表該條經脈屬於大腸腑。人體有心、肝、脾、肺、腎五臟，有胃、大腸、小腸、三焦、膀胱、膽六腑，五臟六腑加起來共 11 個臟腑。因為心為「君主之官」，不能直接受邪，古人又加了一個臟，叫「心包」，讓它代君受邪，這樣，六臟與六腑正好與十二經脈組成一一對應的關係。六臟屬陰，六腑屬陽，所以手足三陰經對應六臟，手足三陽經對應六腑。

具體來說，這十二經脈分別是：手太陰肺經、手少陰心經、手厥陰心包經、足太陰脾經、足少陰腎經、足厥陰肝經、手陽明大腸經、手太陽小腸經、手少陽三焦經、足陽明胃經、足太陽膀胱經、足少陽膽經。

奇經八脈與十二經脈不同，它們既不直接隸屬於臟腑，又沒有表裡配合關係，而是「別道奇行」，與十二經脈縱橫交互，有著統籌、聯絡其他經絡和調節氣血的作用，所以奇經八脈的作用也是非同小可的。奇經八脈有八條經脈，分別是督脈、任脈、衝脈、帶脈、陽蹻脈、陰蹻脈、陽維脈、陰維脈。督脈行於身體的後正中線，統籌一身之陽，任脈行於身體的前正中線，管理一身之陰。

通常人們把十二經脈和督脈、任脈合稱為十四經。十四經上都有自己的穴位，一共有 362 個，加上經外奇穴，確定名稱的穴位約有 400 多個。

那麼經絡和穴位到底是什麼關係呢？人體經絡就像火車的軌道交通，它是負責輸送旅客的，而穴位就像一個個的車站，是上下旅客的地方，也就是進出能量的地方，所以我們按摩穴位可以傳遞能量，可以防病治病。

穴位有很多作用，把穴位伺候好了，就能調養全家。比如三陰交，它能治療很多種疾病，包括：月經不調、崩漏、帶下、經閉、不孕、遺精、陽痿、泄瀉、便秘、腸鳴腹脹、失眠、眩暈等。這個穴位是我臨床中最常用的大穴，它非常強大，我們一般人不能不知此穴。關於三陰交我在後續章節有具體論述，在這裡就不再贅述了。

穴位的位置沒有那麼難找

大部分人對穴位的位置到底在哪裡？非常困惑。即便看著書本，也不知道要找的穴位在哪？其實很多書裡面講得都太專業，比如說，三陰交位於內踝尖上的 3 寸處，脛骨內側面後緣處。這 3 寸到底是多少？怎麼去衡量？即使知道這個穴位好，但是卻不能準確找到三陰交，這讓很多人更煩惱，其實找穴位並不難，只要記住 3 點就可以了。

第一點：找到你身上的量尺

比如說三陰交在內踝尖上的 3 寸處，怎麼找呢？你總不能找把尺從內踝尖上往上量吧？就算真的用直尺去量也未必準確，因為每個人的身高不同，有的人將近 200 公分，有的人不到 150 公分。身高高的人的內踝尖往上 3 寸，只有一點點的距離，個子小的人內踝尖往上 3 寸，就有很大的距離了，所以不能用尺統一去量。怎麼辦呢？人們發現，每個人身體器官的長度都是成比例的，中醫根據這個特點，非常智慧地提出一個「同身寸」的概念，就是每個人都以自己的身體器官作標準確定一個長度，具體取量方法如下。

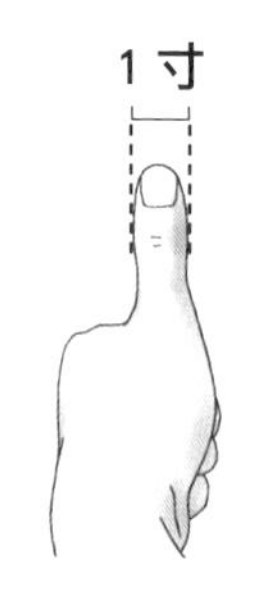

手指的拇指關節寬度為1寸。

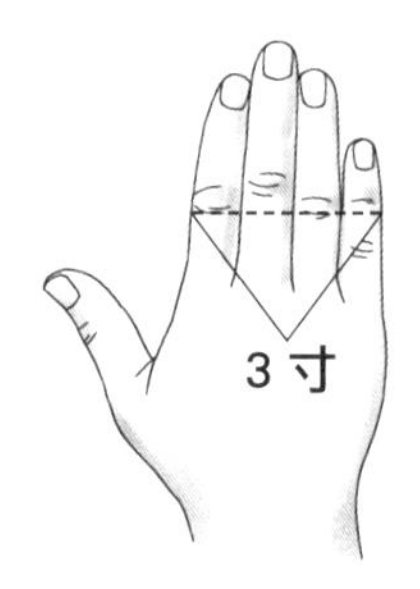

把除拇指外的 4 個手指併攏伸直，與中指近側指關節橫紋為準的 4 個手指的寬度為 3 寸。（近側是指靠近手掌端的那一側，近側指關節就是靠近手掌的那個指關節。）

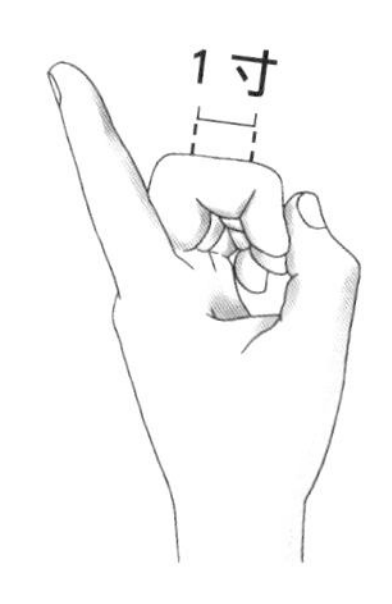

中指，2 個指關節橫紋之間的距離為 1 寸。

第二點：找到參考物對照

比如脛骨、脛骨粗隆、髕骨、膝眼、外膝眼、股骨大轉子、股骨頭、肋骨、恥骨、鎖骨、肘橫紋、腕橫紋、腋前橫紋、外踝尖、內踝尖等。這些都是取穴時必要的參考物，沒有這些參考物來對照，有相當一部分穴位無法準確定位，所以建議大家還是需要適當了解一些人體解剖學常識。

第三點：了解幾個名詞術語

有些常用到的名詞術語，也建議大家多了解一下，當進行按摩或取穴時，更能事半功倍，以下就舉幾個常見的例子。

旁開：就是從這裡到那裡的意思。舉個例子：大杼穴的取穴方法是「在人體背部，當第 1 胸椎棘突下，旁開 1.5 寸」，取穴的時候，你先在背部找到第 1 胸椎棘突，「旁開 1.5 寸」就是「從第 1 胸椎棘突下到穴位處距離 1.5 寸」，所以，你在第 1 胸椎棘突下，向左或者向右平行量取 1.5 寸就找到了。

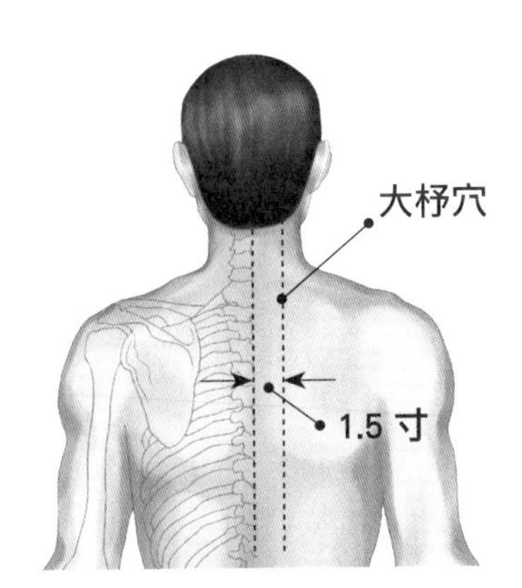

從第一胸椎棘突下到大杼穴之間的距離為 1.5 寸。

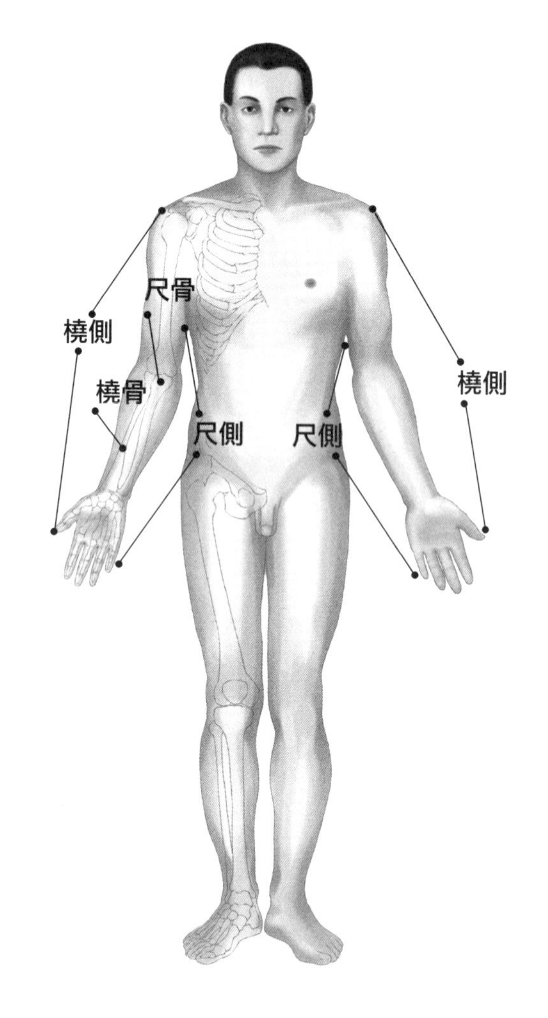

把兩個手掌朝上，胳膊伸直，大拇指那一側為橈側，小拇指那一側為尺側。

尺側、橈側：把 2 個手掌朝上，手前臂上有 2 塊長骨，大拇指那一側的長骨是橈骨，小拇指那一側的長骨是尺骨。相對地，尺骨那一側稱為尺側，橈骨那一側稱為橈側，所以延伸開來，橈側可以理解為外側，尺側可以理解為內側。把 2 手掌朝上，大拇指的橈側和尺側其實就是大拇指的外側和內側，中指的橈側和尺側就是中指的外側和內側。

此外，臨床上還有一些被稱作「簡便取穴」的方法，實際上是「手指比量」或「活動標誌」範圍的擴展，採用了體位姿勢和動作配合定位取穴。常用的簡便取穴方法有：雙手伸開，於虎口交叉，當食指端處取列缺穴；半握拳，當中指端所指處取勞宮穴；雙手自然下垂，於中指端處取風市穴；垂肩屈肘於平肘尖處取章門穴；雙耳角直上連線中點取百會穴等。

第二章

頭、面、頸部穴位

人體就像是臺精密的儀器，每天都需要精準、正確的養護，這樣身體當中的各個零部件才可以正常運轉。而頭部又是人體首要保養重點，人體五臟六腑的精氣都匯集於頭部，素有人體「司令部」之稱，統籌著人們的一切活動。所以說，頭部健康特別重要。

百會

調動全身陽氣的關鍵穴位

|穴位小檔案|

穴位名：百會
功效：補氣血、通經絡。
適應證：頭風、頭痛、眩暈、耳鳴、癡呆、中風、失語、失眠、健忘、癲狂、脫肛、胃下垂等。
用法：每次按摩 3 ～ 5 分鐘，每天按摩 1 ～ 2 次；或艾灸穴位，每次每穴灸約 15 分鐘。

有位很注重保養的老爺爺，經常在飯後堅持走 1000 步。由於長期堅持運動，他的身體非常硬朗，精神也很好。可是就在最近，老爺爺經常感覺胃不舒服，有時還有噁心、頭暈、胃部垂墜的感覺。他透過別人介紹找到我，經診斷，他的不適情形，是胃下垂。

人的胃懸掛在腹腔左上方，站立時胃的最下方，不應超過肚臍下 2 橫指，位置相對固定，這對維持胃的正常功能有一定作用。如果胃的位置比正常位置低，最下方下垂到肚臍下 2 ～ 3 橫指處，就可以視為胃下垂。輕度胃下垂，患者一般不會出現較明顯的症狀，重症胃下垂，患者常會表現出腹脹及上腹部不適、腹痛、噁心、嘔吐、便秘，甚至精神狀況不佳的情形，這時候就需要進行治療了。

我把老爺爺得胃下垂的原因告訴他之後，還為他制定了一套艾灸治療方案。臨床上，艾灸對治療因中氣下陷導致的胃下垂效果非常明顯，而百會、氣海、足三里、中脘這幾個穴位，是艾灸治療胃下垂的有效穴位。艾灸時，對每個穴位進行溫和灸 10 ～ 15 分鐘即可。有些人在吃飽飯後，常常解開腰帶，讓肚子放鬆放鬆。這樣做其實並不好，會使腹腔內壓下降，導致胃下垂。而像這位老爺爺這樣，飯後沒有做短暫的休息就立即散步也不好，因為若長期保持這個習慣，不但會造成胃部消化食物的負擔，而且胃部「負重」著散步，也容易導致胃下垂。此外，長期站立者也容易患有胃下垂，如教師、售貨員等。部分慢性消耗性疾病，尤其是胃腸疾病或節食瘦身的女性朋友，也容易得這種病。

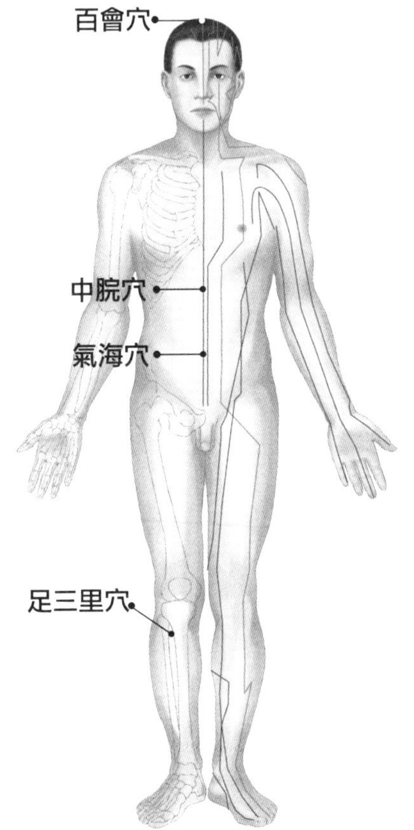

按摩和艾灸百會穴，能使身體陽氣旺盛，提升固攝的作用。

老爺爺經過 3 個療程的治療後，症狀得到了明顯的緩解。診療結束後，我讓老爺爺將飯後立即散步的習慣，改為飯後 1 小時再散步，並堅持長期按壓百會穴。

百會穴，屬於督脈與三陽經的交會穴，按摩和灸此穴能使陽氣旺盛，有提升固攝的作用。中醫認為胃下垂是脾氣虛所致，中氣不足因而下陷，中氣虛則不能升提，從而使胃體下垂。**而百會穴居人頭頂之巔，是百脈之宗，百陽之匯。人體多條經脈都要彙集於此，按摩這個穴位就能有統攝全身氣血、提升中氣的效果。**

結合百會穴在「人體之巔」的位置和它提氣的功能，我們不難聯想到一個成語——醍醐灌頂。沒錯，**按摩百會穴不但能促使人的頭腦變得清醒，治療頭疾，還能把人的整體精、氣、神都提升**。這精、氣、神，跟中醫所說的中氣是同樣的道理。所以，按壓具有「提氣」功能的百會穴，自然可以治療與中氣下陷、下沉有關的疾病。其中，最典型的就是可以治療內臟下垂相關的疾病，例如胃下垂和子宮下垂等。

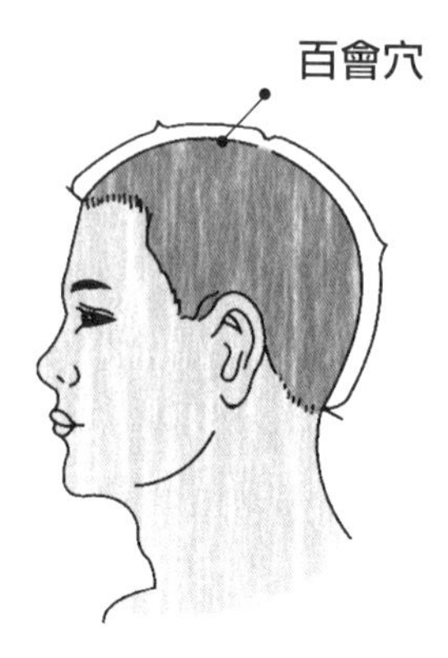

百會穴快速簡易取穴法。

如何才能找到百會穴呢？在這裡我要告訴大家一個取穴的小竅門。**百會穴位於人體頭部的正中線，可以通過兩耳垂上連線於頭部正中線的交點來確定百會穴的位置。**百會穴的按壓方法則有很多種，我先介紹一種簡單，而且可增強體質，預防心血管疾病的方法。**採取坐姿，坐直，一手掌壓百會穴，另一隻手覆在掌背上給予適度的壓力，然後用適度的力道往下按壓，每天按壓3～5分鐘，每天按壓1～2次。**

百會穴不光是家庭裡老人的救星，還是中年男人和愛漂亮女性的福星。套用一句廣告用詞——這是一個「神奇」的穴位！**百會穴的「神奇」功效之一就是——治脫髮。**中醫認為「髮為腎之華，血之餘」，頭髮的生長需要依賴腎精和血液的養分。青年人頭髮生長得非常茂盛，這是因為他們氣血旺盛。而人過中年，臟腑功能下降，身體能為頭髮輸送的養分也隨之減少。這時，不少中年男人就面臨脫髮甚至是禿頭的問題。近些年來，女性的工作壓力增大，越來越多年輕的女性也加入脫髮者的行列。脫髮不僅會影響外在形象，還會打擊人的自信。如果你也有脫髮的煩惱，不妨利用**敲打百會穴的方法來改善脫髮問題，沒有脫髮問題的朋友，也可以透過敲打百會穴來預防脫髮。**

具體方法是：**採取坐姿，挺直腰，將一隻手覆在百會穴上，另一隻手用適度的力道敲擊手背。每天睡前敲打1回，每回敲打50下。此外，用象牙梳、木梳沿著百會穴所在區域，每天堅持從上往下梳理頭髮，每次堅持3～5分鐘，也能有烏髮、防治脫髮的作用。**

對家有小孩的朋友來說，百會穴也是個值得重視的穴位。小兒驚風是兒童時期常見的急重病症，俗稱痙攣，發作時常常昏迷、抽搐。1～5歲兒童發病率很高，其中，年齡越小發病率越高。該病一年四季均可發作，病情比較兇險，發病迅速，嚴重時甚至會危及生命。所以，對家有小孩的家庭來說，家庭成員懂一點小兒驚風的急救方法，危急時刻，來不及就醫或者醫生沒有趕到現場前做應急救治，非常必要。

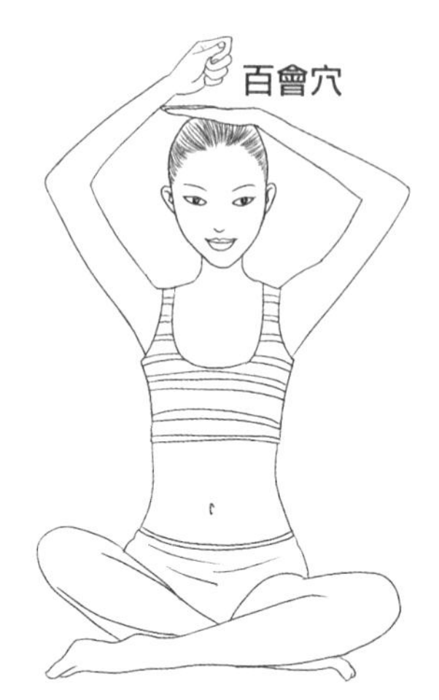

敲打百會穴，能烏髮、防治脱髮。

具體方法是：**讓孩子平躺，將孩子頭部百會穴處頭髮分開，露出頭皮。再將艾條對準頭部百會穴，採用溫和灸的方法，灸 3 ～ 5 分鐘。**為避免小兒燙傷，灸的時候可以隨時將手指貼到孩子穴位處，以有溫熱感為度，如果感覺太熱可以將艾條移遠一些，如果感覺溫度低可以將艾條移近一些。這個方法，可以在小兒驚風發作時，作為應急處理使用，也可在就醫的同時作為家庭輔助治療使用。輔助治療時，每天灸 1 次，10 天為 1 個療程，隔 3 ～ 5 天後，再進行第 2 個療程。

神庭

寧神醒腦，讓你神采奕奕

｜穴位小檔案｜

穴位名：神庭
功效：寧神醒腦、降逆平喘。
適應證：癲狂失眠、驚悸、頭痛、目眩、目赤、口眼歪斜等。
用法：按摩，每次 3 ～ 5 分鐘，每天 1 ～ 3 次。

周奶奶是位退休員工，退休後總是出現頭痛的症狀，偶爾還有眩暈的現象。為此，周奶奶專程到門診來找我治療。我仔細診查周奶奶的情況之後，向她解釋了她頭痛、眩暈的原因。頭痛、眩暈是老年人經常得的疾病。中醫認為，頭痛是諸邪上擾腦絡或諸虛導致腦絡失養所引起。

這裡的「邪」就包括：風、寒、熱、濕、鬱、痰、瘀等因素；「虛」則有氣、血、陰、陽的區別。而頭痛的病位在腦絡，所以又與人體的肝、脾、腎及六經有關。人體五臟六腑的清陽之氣，皆循經由此而上流注於頭部，故稱頭為「諸陽之會」。從這裡我們也不難看出，頭痛的誘因有多種且與人體臟腑功能退化有關。老年人臟腑功能衰退，氣血不足，體內虛損，外邪就容易入侵，因此比年輕人更容易患頭痛病。

針對周奶奶的頭痛、眩暈的狀況，我制定了一套完整的治療方案。讓她每周到我的門診做 2 次針灸治療，並讓她對日常的生活和作息方式進行調整，時常保持心情放鬆，多親近大自然。另外我還特別囑咐周奶奶，平時在家的時候，可以經常按摩具有寧神醒腦功效的奇穴——神庭，這對改善她頭暈的狀況有很有大的幫助。

周奶奶雖然退休了，但她深知健康的身體對工作和生活的重要性，所以她積極地配合治療。1 個月後，周奶奶的精神狀態就有了明顯的改善，也很少出現頭暈的症狀了，還能參加老年活動中心的一些活動。我對周奶奶說，以後假如身體沒有出現大的問題就可以不用針灸了，但良好的飲食和作息習慣一定要保持，還要多按摩神庭穴，進行自我保健。

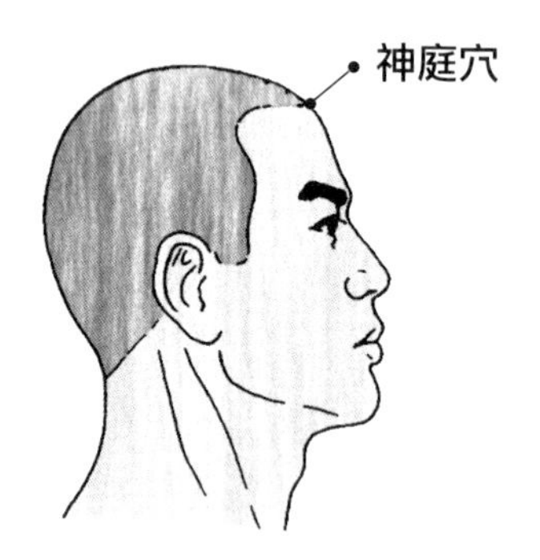

神庭穴也被稱為「上丹田」，擔負著調控神經系統的任務。

為什麼要特別囑咐周奶奶好好按摩神庭穴呢？神庭穴屬人體督脈，對神經系統疾病有治療作用，按壓這個穴位能有效地緩解頭痛、頭昏症狀，恢復大腦活力。

「神庭」一名最早出自《針灸甲乙經》。神，是指天部之氣。庭，是指庭院，聚散的地方。從經絡學上看，神庭穴指督脈的上行之氣在此聚集，而胃經的熱散之氣和膀胱經的外散水濕，又在此處聚集。這麼多的精氣彙聚在頂部，就像充滿神力的天庭一樣，故稱之為「神庭」。

看過《西遊記》的人都知道，玉皇大帝和神仙們居住的地方就叫做天庭。而中醫裡，神庭跟天庭也有著相似的意思，都是指神仙居住的地方，只不過我們的神庭穴裡居住的是「元神」。

中醫認為「腦為元神之府」，而我們的神庭穴恰好位於這個府裡最中心的地方。大家應該都知道，只有權位越高的人，才越有資格住在中央這個地方。由此可見，**神庭穴就像個總統府一樣，居住在我們腦府的中央，統領和管制一切與「腦」、「頭」相關的疾病。它位於頭部髮際線正中直上 0.5 寸處。平常在家的時候，一家老小坐在客廳，看電視邊按摩此穴，就能有寧神醒腦、降逆平喘、消除頭痛頭昏、恢復大腦活力的功效。**

據《針灸甲乙經》記載：「神庭，禁不可刺，令人癲疾，目失精。」也就是說不能使用針灸來灸神庭穴，不過現代很多老到的中醫都已經打破了這條古老的禁忌，但還是要提醒沒有學過醫的人不要輕易嘗試，**應該採用按摩的方式來達到同樣的治病和保健目的。通常按摩這個穴位，我建議每次按壓 50 ～ 60 下或 2 ～ 3 分鐘，每天按摩 1 ～ 3 次即可。**

其實神庭穴不只是像周奶奶一樣有頭暈症狀的老年朋友的救星，也是孩子和中年人健康的保健穴位。眾所周知，神庭穴也被人們稱作是「聰明穴」。而上文我們又提到「腦為元神之府」，根據古人的觀點「神者，智之淵也」，不難看出神庭穴，是個能使人大腦產生智慧的穴位。一個聰明、反應快的頭腦，無疑是很多人都想擁有的，而按摩神庭穴就可以幫大腦增添活力。

常按神庭穴可使人的思路變得清晰，反應變快。所以，家長不妨教會孩子這個方法，學習之餘，**用指腹以適當的力度，長按神庭穴 5 秒之後鬆離，3 秒之後重複按壓，重複 2 分鐘即可。**

除此之外，神庭穴還可以幫助孩子緩解疲勞導致的眩暈症。我們知道，長時間用腦，孩子就容易感到疲勞，嚴重者還會產生眩暈感，造成反應遲鈍、學習效率低下等不良反應。這個時候，家長就可以幫孩子按壓神庭穴和太陽穴。讓孩子閉上眼睛，然後先用指腹揉壓神庭穴 3 ～ 5 分鐘，再揉壓左右太陽穴各 2 分鐘，最後再長按神庭穴 10 下。經過短暫的休息，孩子的眩暈症狀會得到緩解，頭腦也會變得清醒。

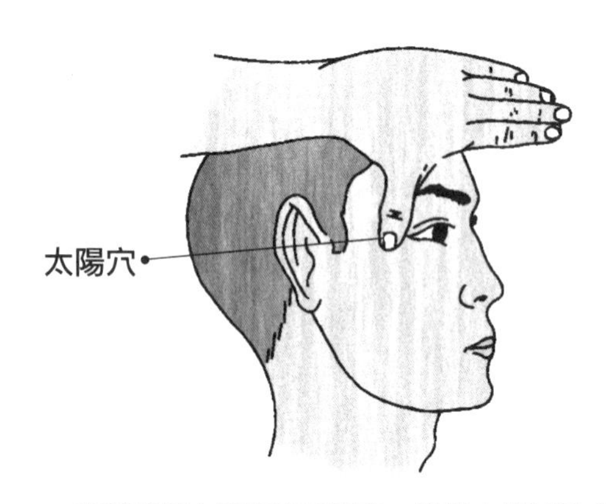

交替按揉太陽穴和神庭穴，增強大腦原動力。

作為寧神醒腦的保健奇穴，神庭穴也是中年朋友健康的守護神。人到中年，每天要面對很多來自生活和工作上的壓力。家庭、孩子、老人，都給他們造成一定的壓力，很多人還會因為壓力過大而失眠。

在這裡，我們來討論一下更年期的失眠症。中醫認為，失眠症的類型有很多種：包括腎陰虛型、肝火旺盛型、脾胃不和型等，而更年期的失眠症多屬陰虛內熱型失眠，伴隨煩躁不安、盜汗等症狀。這個時候，按摩這組穴位：神庭穴、心俞、腎俞、三陰交、太沖、湧泉、神門、內關、百會、安眠穴，就可以有效緩解更年期失眠症狀。**每天早上 10 點和晚上 9 點按摩這組穴位，每個穴位各揉按 2 ～ 3 分鐘，長期堅持能幫助自己心不煩、氣不躁地度過更年期，也能協助調節更年期體內各種激素的平衡。**

這組穴位中，神庭穴可調理人的元氣，預防老年性頭痛，配合按摩神門、內關、百會、安眠穴，可有安神、助眠的功效。按摩心俞、腎俞、太沖和湧泉穴能有補心腎、瀉肝火、滋陰瀉火的功效，使更年期的人遠離心煩氣躁的煩惱。而按摩三陰交穴，則有增強抵抗力、促進經脈暢通、調理內分泌的效果。若只想單純緩解更年期失眠，只按摩神庭、神門、內關、百會、安眠穴這些穴位即可。

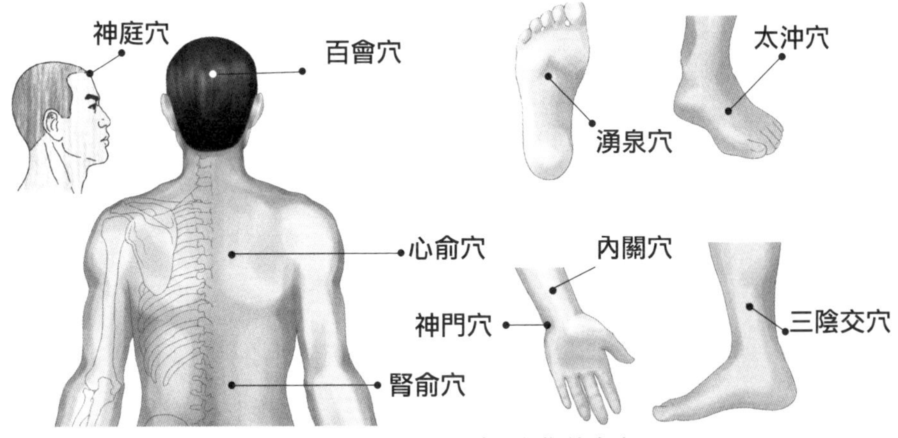

這些穴位一同按摩，是治療更年期綜合症狀（包括更年期失眠症）的黃金組合。

睛明

讓雙目清澈明亮的護眼天使

｜穴位小檔案｜

穴位名：睛明
功效：通絡明目。
適應證：目赤腫痛、流淚、視物不明、目眩、近視、夜盲、色盲等目疾，急性腰扭傷，坐骨神經痛，心悸等症。
用法：按摩，時長 2 ～ 3 分鐘。

林女士是位比較特殊的患者，她來我這就診的原因是：近視眼。因為工作的特殊性，林女士不能佩戴眼鏡。但是，隨著工作強度的增加，林女士的眼睛經常處於疲勞的狀態，視線也開始變得模糊。後來，林女士懷疑自己得了近視，就到專業的配鏡中心進行檢驗，結果發現兩隻眼睛的曲光度數分別是 100 度和 150 度。從檢測結果顯示，林女士的 1 隻眼睛的視力屬於假性近視，另一隻眼睛的視力屬於輕度近視，並不嚴重，但是如果不加以治療和預防就會發展為真性近視。

林女士害怕自己會因為佩戴眼鏡而丟了工作，就到我門診就醫。我告訴林女士像這種視力 1.0（即 100 度）以內的假性近視和輕度近視是因用眼過度、眼睛疲勞所致，都可以透過休息和治療來使視力得到恢復。聽了我的解釋後，林女士立即要求我為她制定一套專治近視眼的診療方案。於是，我根據她的實際情況選取了睛明穴、承泣穴、攢竹穴、光明穴等穴位，並為她制定了為期 3 個月的針灸治療方案。

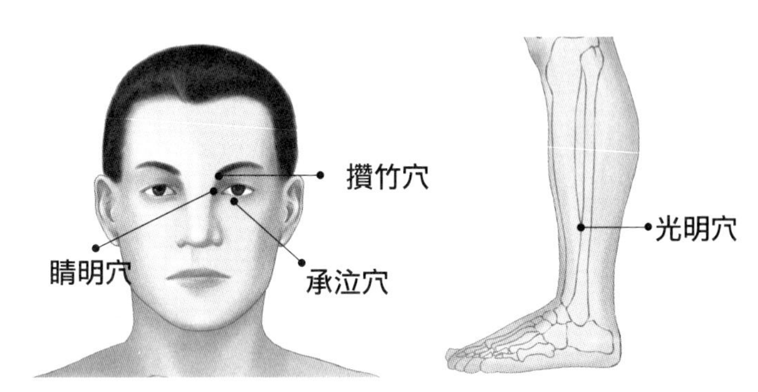

針灸這些穴位，既能通經疏絡，又能調節眼部的氣血供應。

每次針灸結束後，我都特地囑咐林女士，回家後記得按照我教的方法按壓睛明穴和光明穴。睛明穴，顧名思義，具有使眼睛變得明亮的功效。當然，睛明穴還能預防和治療近視眼，是青少年保護眼睛的天使。因為睛明穴是防治近視眼的一個重要穴位。它是膀胱經上的一個要穴，是膀胱經上精血的一個輸出處。

中醫常說：「目受血而能視。」當我們按壓這個穴位的時候，就跟按壓水泵一樣把精血輸注到眼睛處，眼睛受到精血滋養，自然能變得明亮清澈、視線清晰。所以，當我們眼睛稍感疲勞，我們就要立即按壓這個穴位，幫眼睛補充養分，使眼睛遠離乾澀和疲勞。而光明穴是足少陽膽經的絡穴，具有清肝、瀉火、明目的作用，所以緩解眼疾，一般情況下睛明穴要和光明穴一起配伍使用。

3 個月後，林女士的視力恢復正常，但我不斷囑咐她要繼續按壓睛明穴和光明穴，才能真正有預防近視的效果。因為假性近視、輕度近視患者的視力可以在經過足夠的休息後得到恢復，但是一旦用眼過度又會導致近視發生。

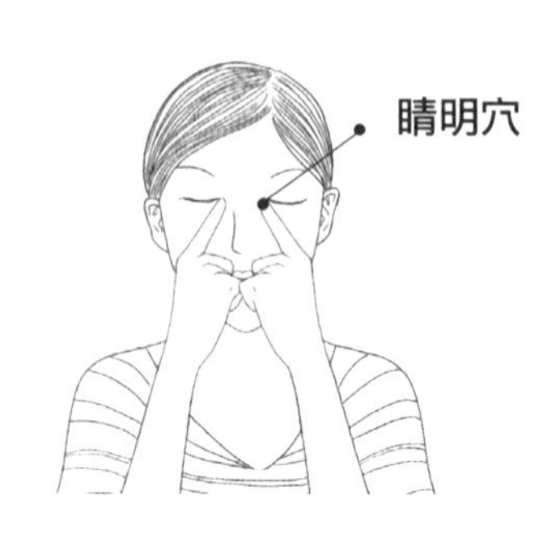

睛明穴位於目內眥角稍上方的凹陷處，用食指或大拇指輕輕按壓 3 ～ 5 分鐘即可。

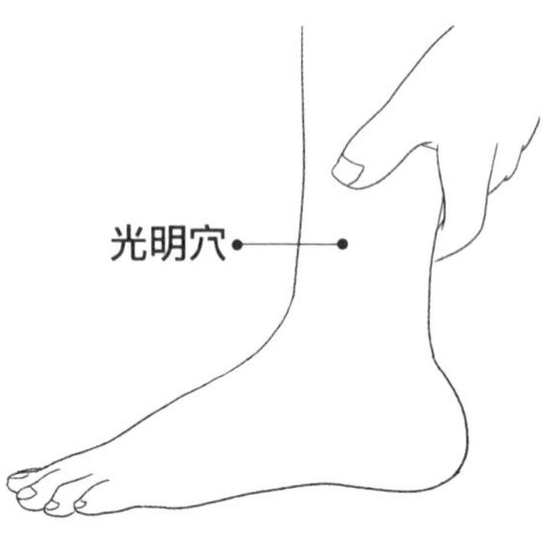

光明穴位於人體的小腿外側，外踝尖上 5 寸，腓骨前緣。

作為治療眼疾的第一要穴，按摩睛明穴對老人也頗有幫助。我們知道老花眼是人體機能老化的表現，絕大多數人在 40 歲之後都會出現「老花」的現象，看比較小的字時需要眯起眼睛才能勉強看清楚，要不然就得把書本、報紙拿得遠才能看清。不少老人對此都感到困擾。

如果家裡的老人也有這樣的困擾，那不妨多揉壓一下睛明穴。**按壓睛明穴能刺激膀胱經的氣血，使眼睛受到更多氣血的滋潤，對視力的恢復具有一定的幫助。**當然，人的視力一旦受損，就不可能變得跟原來一模一樣。配戴幾百度老花眼鏡的老人不可能因為揉壓睛明穴，視力就變得跟 20 歲的小夥子一樣。但是，**中年人長期堅持按壓睛明穴，每天 1 ～ 2 次，每次 3 ～ 5 分鐘能有預防老花眼，延緩得到老花眼的時間**。而已經患有老花眼的老人，每天堅持按壓睛明穴 5 ～ 6 分鐘，分 3 次完成，則可有降低老花眼度數、預防老花眼度數加深的效果。

除此之外，家裡有紅眼症的患者，也可以透按壓睛明穴來緩解痛苦。每年的春、夏季節，我都會在門診裡遇到不少紅眼症患者。在中醫裡，紅眼症稱為

「目赤腫痛」，患者的眼睛會變得又紅又腫又痛，部分對著電腦的患者還會感到眼睛有燒灼感和怕光等現象。像這種情況，除了到專業診療機構進行針灸治療之外，**輕度紅眼病患者，也可以透過桑葉蒸和按壓睛明穴的方法來進行自我治療。**

桑葉蒸是指，將新鮮的桑葉洗淨後煮沸 5 分鐘，將煮沸的桑葉汁水放在玻璃器皿裡，然後取出硬紙板製作的圓錐狀罩，放在玻璃器皿上面，最後在圓錐上端留出 1 隻眼睛大的小洞用作蒸眼處。一切準備就緒後，微閉一隻眼睛移至蒸眼處進行薰蒸。操作的過程中要注意蒸汽的溫度，避免眼睛被灼傷。雙眼都薰蒸完畢後，用桑葉水將手洗淨，再按壓睛明穴 3 ～ 5 分鐘。此法如果操作正確，堅持 2 周就能收到效果。

按摩睛明穴還有一個非常重要的作用，就是可以治療急性腰痛、腰扭傷，邊按壓睛明穴邊扭扭腰部，腰痛可以得到緩解。因為睛明穴是膀胱經的第一個穴位，膀胱經循行於腰背部，中醫上有這麼一句話是「經絡所過，主治所及」，所以，按壓睛明穴可以治療腰背部上的疾病。

除此之外，睛明穴還能治療功能性遺尿，也就是說沒有器質性病變情況下的遺尿，比如**孩子經常尿床，做媽媽的可以經常幫孩子按摩一下睛明穴，能有緩解遺尿的作用。**

承泣

治療眼疾絕對不能忽視的重要穴位

｜穴位小檔案｜

穴位名：承泣
功效：散風清熱，明目止淚。
適應證：眼瞼動、迎風流淚、夜盲、近視、口眼歪斜等症。
用法：按摩，每天 3 ～ 5 分鐘，每天 2 次。

我曾接觸過這樣一名患者。她是位退休女教師。退休後，她發現視力開始下降，不但老花眼越來越嚴重，看東西還變得模糊，有時甚至可以看到一個小光圈。她把這些情況告訴給她兒子，兒子告訴她隨著年齡的增長，眼睛功能退化，出現視線模糊的現象是很正常的。她的兒子還囑咐她不要看太多報紙，以免影響視力。就這樣，這位老教師一直沒到正規醫院去進行檢查，直到後來，當她發現眼睛看到的光圈越來越多，這才透過熟人要了我的電話，並打電話前來諮詢。得知她的大致情況後，我建議她到我的門診進行全面會診。

經過初步診斷，這位老教師的病症屬於白內障，並不是簡單的眼睛功能退化，應該及時進行治療。知道自己的病情後，這位老教師非常緊張，回家託很多人上網查資料，結果每個人都告訴她應該動手術。害怕動手術的她再次找到我，問我有沒有什麼辦法，可以既不用做手術又能夠緩解病情。我幫她詳細分析病情後，告訴她早期的白內障是可以透過其他手段治療的，但由於她延誤了一段治療時間，所以治療的難度會增大。即便如此，我還是為她制定了為期 2 個月的針灸、艾灸和按摩相結合的診療方案，希望盡可能幫到這名女患者。

在治療中，我選取了承泣穴，搭配睛明、光明、攢竹、絲竹空等治療眼疾的穴位，並囑咐她多食用含有維生素 C 和微量元素的食物。經過，2 個月的治療，這位老教師的白內障症狀得到了明顯的緩解，視物開始變得清晰，那些光圈也不再來打擾她了。結束診療之後，我把承泣穴的按摩手法教給了她，讓她回家繼續輔助治療眼疾。

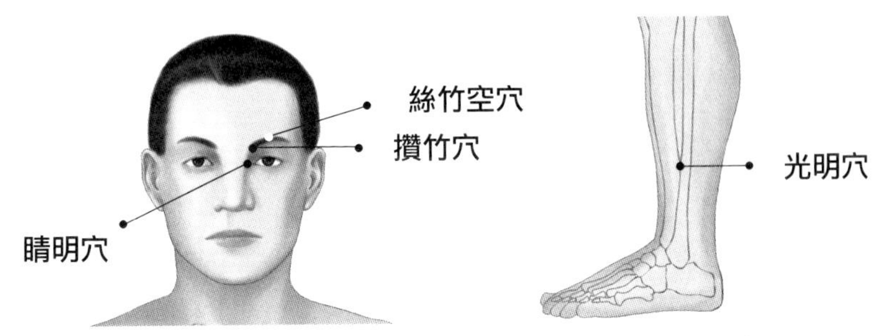

這些穴位並用，能夠清利頭目，治療目視不清、老花眼等病症。

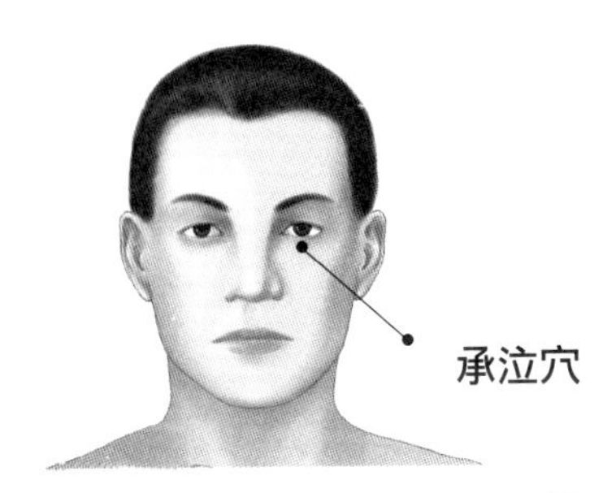

目視正前方，承泣穴在瞳孔的正下方，眼球與眶下緣之間即是。

承泣穴是治療眼疾的好穴。承泣穴屬於足陽明胃經，承是受的意思；泣則指眼淚、液體。**按摩這個穴位可使人眼睛保持濕潤、舒適。在經絡學上，經常揉一揉承泣穴還能使人氣血旺盛，為眼部提供充足的血液。**我們知道，目得血能視，眼部氣血充盈才能看清東西，所以**有白內障、視線模糊的患者要經常按壓這個穴位。每次按壓 3 ～ 5 分鐘為宜，每天堅持 1 ～ 2 次。**

對於愛美的女性朋友來說，承泣穴還是美容的法寶。眼袋是女性頭號公敵，它不但會暴露女性的年齡，還會影響女性的容顏，而更難纏的是眼袋一旦形成就很難消除。那麼，為什麼有的人會有眼袋，有的人則沒有呢？其實，眼袋的形成與我們的脾胃功能有著直接的關係，尤其是脾功能的好壞，直接影響到肌肉功能和體內脂肪的代謝。**眼袋的出現恰恰是因為胃燥化水功能衰退，使痰濕和水液積在下眼瞼造成的。**我們可以從經絡圖上看到，胃經是經過下眼瞼的，眼袋的位置正好是承泣穴和四白穴的所在，所以**有眼袋的女性朋友要經常按摩承泣穴和四白穴；同時再配合按摩足三里穴、豐隆穴，以提高脾胃功能。**

作為身體的清熱奇穴，按揉承泣穴對孩子的健康也有非常重要的幫助。現在不少小孩喜歡吃零食，零食吃得多就容易上火，還會導致人體出現一些腸胃疾病，如便秘、下痢等。一旦出現這些症狀，孩子的眼皮會發沉，出現雙目無神

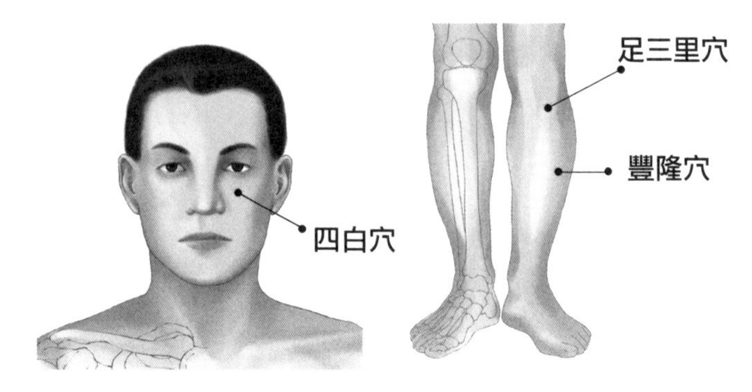

配合承泣穴按摩這些穴位，可健脾胃，消除眼袋。

的現象。這也是為什麼現在越來越多小孩眼睛失去神采的原因。如果你的小孩也有這些症狀，那麼就要**經常按摩承泣穴，這樣不但能有疏肝清熱的效果，還能緩解眼睛因為上火而產生的酸脹感**。這時，按摩承泣穴 3 分鐘，再按摩睛明穴 2 分鐘，每天 2 次，長期堅持，就能還孩子一雙明亮的眼睛。

四白

用眼過度者的專用穴

｜穴位小檔案｜

穴位名：四白
功效：散發脾熱，明目清熱。
適應證：目赤痛癢、眼瞼動等目疾，口眼歪斜、三叉神經痛等面疾，頭暈、目眩等症。
用法：按摩，每天 3 次，每次 3 ～ 5 分鐘；艾條灸，灸約 5 分鐘。

穆女士是位雜誌社的主編，才 45 歲就出現視物模糊的症狀。有一次，穆女士的雜誌要開設養生的專欄，特地找到我幫忙給意見。談完工作之後，穆女士問我像她這種「用眼過度者」有沒有什麼保養的方法？於是，我向她詢問了她的情況。經過了解、分析之後，我很認真地告訴她，像她這樣的情況是屬於長時間過度消耗眼睛的能量，導致視力逐漸減退和視物不清。

在現代，眼睛過度疲勞而形成視物不清的現象非常普遍，尤其是上班族。長時間保持著一樣的坐姿，眼睛片刻不離電腦螢幕，容易導致視物模糊。加之電腦的輻射，很容易加重近視，嚴重者還會看不清物體的形狀和顏色等。

針對穆女士的狀況，我為她制定了一套完整的調治方案，我讓穆女士每周到我門診做 3 次針灸治療，並讓她儘量控制用眼的時間，每工作超過 3 小時，就必須強制終止。

除此之外，我還叮囑她要經常按摩護眼明目的奇穴——四白穴，這對減緩穆女士的眼睛疲勞是很有好處的。1 個月後，穆女士的視力得到了明顯提升，視物模糊的情況在逐漸好轉。結束診療後，我除了叮囑她不要讓眼睛長期處於疲勞狀態，還特別囑咐她一定要好好善用四白穴。

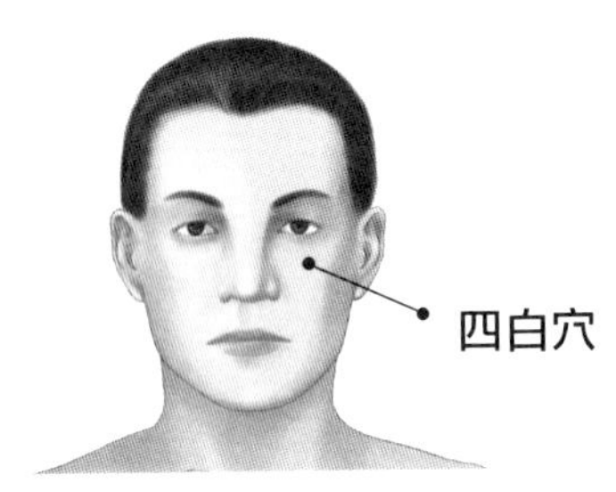

四白穴是明目穴，屬於足陽明胃經，是人體重要穴位之一。

為什麼我要特別囑咐穆女士善用好四白穴呢？據《針灸甲乙經》上記載：「目痛口僻，戾目不明，四白主之。」而《類經圖翼》中也記載著四白穴的功效：「頭痛目眩，目赤後翳，動流淚，眼弦癢，口眼喎僻不能言。」從古籍中，我們不難看出四白穴是治療眼疾的要穴之一。

要找四白穴的位置也不難。四白穴位於面部，雙眼平視時，瞳孔正中央下約 2 公分處。**按摩時，要使用雙手的食指，略微用力來進行按壓。每次持續按壓的時間為 3 秒，10 次為 1 組。最佳的按摩時間是早、中、晚 3 個時段。**四白穴在眼的周圍，堅持每天點按，還能很好地預防眼病，比如眼花、眼睛發酸發脹、青光眼、近視等。此外，還可以對四白穴進行艾灸，每次 1 分鐘左右。值得注意的是，**四白穴處的皮膚比較薄嫩，艾灸時要掌握好距離的遠近，以免發生燙傷的危險。**

其實四白穴不只是像穆女士一樣的電腦工作者的救星，也是愛美女人、孩子的守護神。四白穴，從名字上看，對其進行按揉還能有美白肌膚的功效，因此也有人叫它美白穴。**經常按摩四白穴，還有美白淡斑的功效。每天只要堅持 3 分鐘，長期下來就會收到意想不到的效果**。但是一定要注意，按摩此穴不能用力按揉，而是用無名指輕輕按或者輕輕揉，因為眼部周圍的肌膚都很柔細纖薄，再加上到了一定年齡，肌膚的代謝能力差了，如果用力按摩，就會導致皮膚鬆弛。

除此之外，按摩四白穴還對黑眼圈的消退有很明顯的效用。熬夜、加班等不規律的作息，都會使人們出現「熊貓眼」，也就是我們常說的黑眼圈。它是因為血液中沉積太多廢物而形成的，下眼瞼的皮膚比其他部位薄，最容易反映血液的顏色。黑眼圈的形成會嚴重影響人們第二天的工作和生活。這樣的形象，愛美的女性怎麼能接受呢？而且下眼瞼部又是胃經經過的地方，胃經又是多氣多血的經脈。因此我們可以多按摩四白穴，疏通氣血，把廢物及時運走，黑眼圈也會逐漸消退。

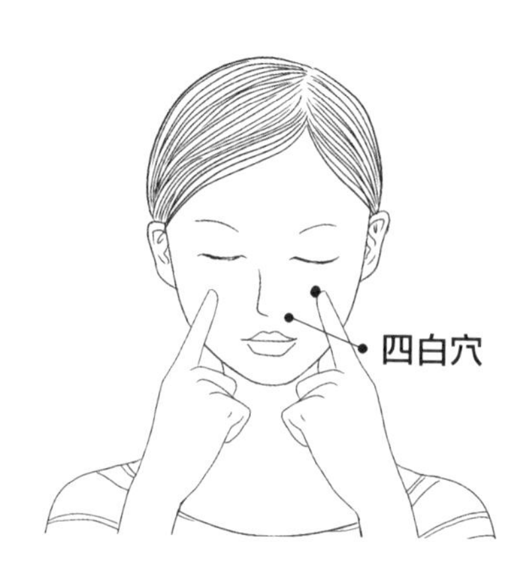

長按四白穴，對於上學的孩子，可以治療近視；對於老年人，還可以預防老花眼。

作為身體的護眼奇穴，四白穴還是孩子健康的守護神。現在的孩子學業負擔很繁重，看書、寫字的時間很多，加之睡眠不足，很容易造成眼睛過度疲勞，出現近視、遠視、散光等眼部疾病，給孩子的身心帶來嚴重影響。**孩子們除了注意適當休息和放鬆以外，最好堅持每天按摩四白穴，有緩解眼部疲勞，預防近視和散光眼的效果**。按摩的方法也很簡單，把兩手食指和中指併攏，放在鼻子兩側，中指尖挨在鼻子中部，大拇指撐在下頜骨的凹陷處，然後放下中指，食指尖所指處即四白穴。找到位置以後，就可以按揉四白穴了，共4 個 8 拍。

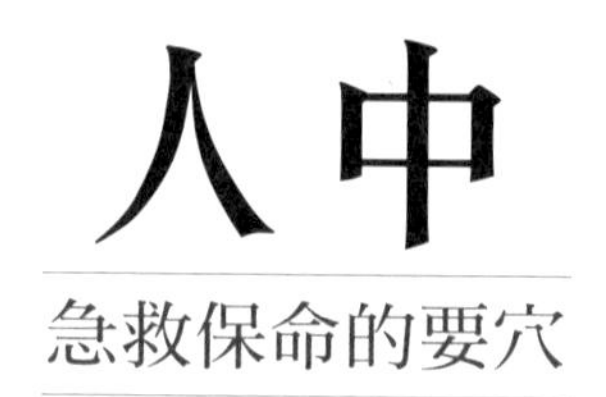

| 穴位小檔案 |

功效：通經活絡、提神醒腦。
適應證：昏迷、小兒驚風、頭痛、面腫、腰痛症、癲狂癇。
用法：急救時，用拇指掐按直至患者清醒為止。養生保健時，曲起食指，用食指關節在人中位置上下摩挲 3 ～ 5 分鐘。

某年夏天，我快下班的時候，接到一位特殊的中暑病患。這位病患是名 90 多歲的老爺爺，中暑後出現高燒不退的現象。他的家人發現後立即將他送往附近的門診，但是老爺爺年紀太大，沒有門診敢接手治療。最後，經過朋友的介紹，老爺爺的家人把他送到我門診裡。當時老爺爺已經處於昏迷狀態，我見情況非常緊急，立即拿出針灸在老爺爺的人中穴上扎了一針。2 秒鐘之後。老爺爺甦醒過來，能微微睜開眼睛和動手指，但是很快又閉上眼睛。於是，我又選取了百會、大椎、合谷、內關、尺澤、十宣等穴位，為他進行中暑急救。

經過一系列的治療後，老爺爺的情況穩定下來。我又吩咐老爺爺的家人購買我指定的祛暑藥物分時段服用，再配合退熱貼進行治療。次日，我帶著針灸工具包親自為老爺爺進行後續治療。這個時候，老爺爺的高燒基本退了，轉為低燒，各方面情況也大有好轉。我再次取人中、百會、大椎等穴為老爺爺進行中暑的後續治療。5 天後，經過一系列的治療，老爺爺的中暑症狀基本消失了。結束診療後，我吩咐老爺爺的家人要注意老爺爺的健康狀況，同時以後家裡如果有人再發生中暑昏迷現象要立即用拇指掐按人中穴，因為人中穴是急救的第一要穴。

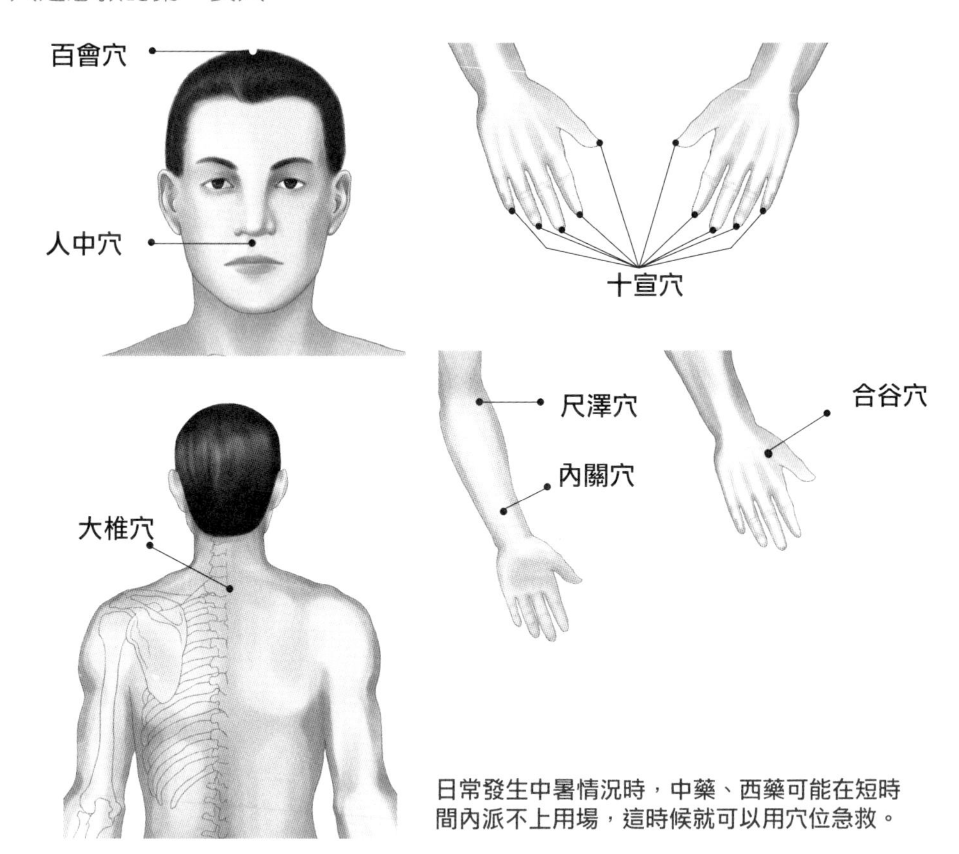

日常發生中暑情況時，中藥、西藥可能在短時間內派不上用場，這時候就可以用穴位急救。

人中穴，又叫「水溝穴」，它是任督兩條經脈交會的地方。在經絡學裡，任為陰經之海，督為陽經之海。**簡單地說，這個穴位是人體陰陽的交會處**。我們知道一個人昏厥，就代表他體內陰陽失衡，陰陽溝通不了，就跟信號斷了一樣。所以，掐這個穴位的目的就是讓全身的陰陽之氣連接，讓「信號」對上，只要「信號」對上了，人就甦醒過來了。

這個穴不僅是中暑昏迷的急救穴，其他症狀的昏迷，如二氧化碳中毒暈倒、低血糖、溺水、高熱、癲癇等所致的暈厥，都可以使用此穴。另外，人中還能治療癔病性失語、失音、癱瘓、暈厥、抽搐等。癔病性抽搐和癲癇的區別是，前者心裡是明白的，在摔倒時是有意識的，不會讓自己受傷，而後者摔倒時沒有意識，不會避開危險；前者不會咬破舌頭，而後者會咬破舌頭。

用人中穴來急救時，一般以大拇指用適度的力道掐按該穴，力度要適中，每次持續 0.5 ～ 1 秒，鬆開 1 秒再重複掐壓該穴，直到患者甦醒為止。如果人中穴急救超過 5 分鐘，患者還處於昏迷狀態，就要立即撥打醫院的電話並將情況進行說明。

下面，我來說說人中穴的位置。雖然這是一個大家都非常熟悉的穴位，但是仍有不少人還是無法準確地找到這個穴位。所以，經常有人對我說：「李醫生，怎麼我按了人中穴之後，還是沒有效果。我經常看電視劇裡的病人被掐一下就醒過來了。」事實上，人中穴並沒有電視劇中播放的這麼「神奇」。一般老到的中醫按壓 1 ～ 3 次才能使病患甦醒過來。當然，嚴重的昏迷情況可能掐壓的次數會稍多，也有個別情況在按壓後不能恢復的。多數人掐壓該穴位沒有效果是因為沒能準確找到這個穴位位置。

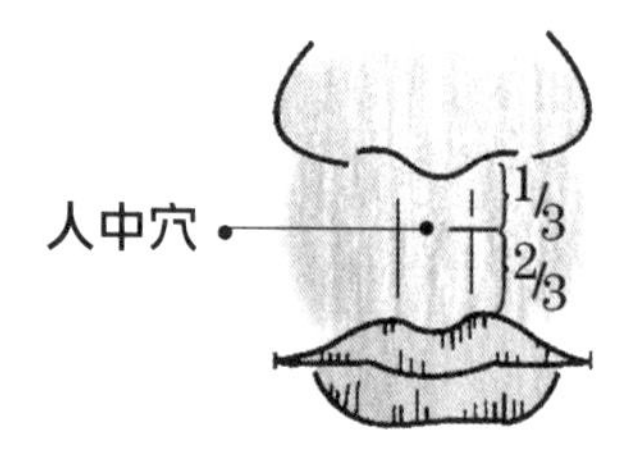

人中穴在人面部人中溝的上 1/3 與下 2/3 交點處。找到了人中穴的位置，我們就可以利用它來作為家庭成員昏迷的急救穴。

按揉人中穴，不但有急救的功效，還對家庭支柱的一家之主頗有裨益。我們知道男人經常在外奔波操勞，時間一長，很多人就因此有了腰酸的毛病。所以，我經常建議中年男性，有事沒事就揉壓人中穴，或者**趁中午午睡的時間，用手指搓搓人中，長期堅持就能有通經活絡、補腎益氣的效果，對緩解腰部酸痛的效果也很理想。**人中穴屬於督脈，主生殖，起於小腹內胞宮，下出會陰部，向後行於腰背正中至尾骶部，常刺激人中穴能促進督脈暢通，提高生殖能力，緩解腰背酸痛。

女人經常按摩人中穴則能提高生育能力，輔助治療生殖系統疾病，如月經不調、帶下等症。備孕的女性也能經常用指腹摩挲人中穴，來提高懷孕機率。按揉人中穴還能防治老年便秘，大便的時候如果不順暢，按壓人中穴大便就能通暢了。這是我的經驗之談，大家也不妨試一下。

除此之外，人中穴還能幫助嗜睡的孩子。一到春天，很多人都犯春睏，不少脾虛的學生在這個季節更有「起床困難症」，即便勉強起床也發現精神很難集中。不少學生的學習成績都不理想。這個時候，有「起床困難症」的學生，可以透過自我按壓人中穴，來達到提神醒腦、集中精神的效果。具體的操作方法是曲起食指，用食指指關節在人中位置上下摩挲 3 ～ 5 分鐘，結束按摩之後，如果能配合按壓百會穴 20 下，效果更佳。

地倉

照顧面子問題的大穴

｜穴位小檔案｜

穴位名：地倉
功效：舒筋活絡、散風止痛。
適應證：口眼歪斜、流涎、三叉神經痛等。
用法：按摩，每次 3 ～ 5 分鐘，每天 1 ～ 2 次。

王奶奶是位開朗愛笑的老太太，平常非常愛出門，沒事的時候喜歡跟鄰里坐在社區花圃邊聊天。可後來一連好幾天鄰居們都沒看見王奶奶的身影，幾個鄰居相邀去王奶奶家探望她。才發現王奶奶無緣無故口角歪斜，所以她不願出門。這時，王奶奶的鄰居就建議王奶奶找我診治，因為她曾是我的患者。我為王奶奶做了初步診查之後，為了給她寬心，便向她解釋其中的緣由。這種口歪症狀多由體虛加上風邪所致。以王奶奶的診斷結果而言，我認為她的症狀是由短暫性的面部神經麻痺所引起的。

我一方面鼓勵她不要喪失生活的信心，不要有任何的思想負擔，另一方面為她制定了一套完整的調治方案。口眼歪斜症狀，根據我以往的臨床經驗，針灸的療效比較明顯。所以，我讓王奶奶每周到我門診做 3 次針灸治療，選取的穴位主要是地倉、陽白、四白、頰車、風池、翳風、合谷、下關等穴。除此之外，我還告訴她要合理搭配日常的飲食，注意防風保暖，並囑咐她在家裡可以多按摩一下具有舒筋活絡、散風止痛的奇穴——地倉，這對輔助治療她的口歪症狀有很大的幫助。

王奶奶非常配合治療，堅持每周找我做針灸治療，並用我教給她的方法堅持按摩地倉穴。半個月以後，王奶奶的口歪症狀得到了明顯改善，並且鼻唇溝的斜線逐漸歸正。結束診療後，我還反覆囑咐她要注意保暖和日常的飲食，並好好使用地倉穴。

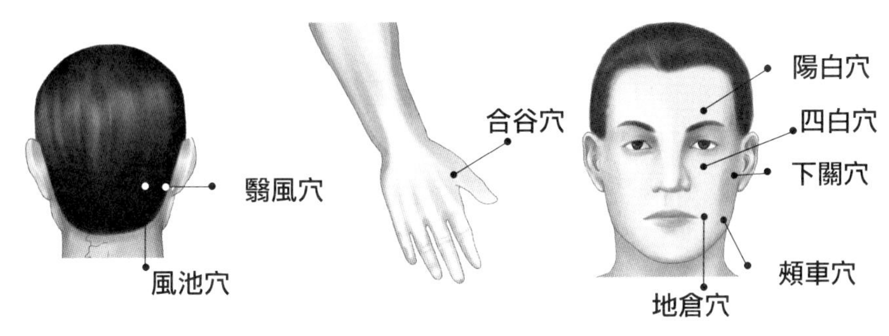

刺激這些穴位，可活血通絡，讓面部正氣十足。

地倉穴，屬於足陽明胃經，按摩它具有調理脾胃的效果。中醫認為，脾主口，脾氣通於口，而脾與胃通過經脈構成表裡關係。胃主受納，脾主運化，兩者之間的關係是「脾為胃行其津液」，共同完成食物的消化吸收及其精微的輸布，從而滋養全身，故又有脾胃為「後天之本」的說法。所以，我們按摩地倉穴，就能刺激胃經，有補脾胃，治療口歪、流口水和眼瞼動等症狀。

那麼地倉穴如何定位呢？根據《針灸甲乙經》的記載，**地倉穴在口旁邊的四分處**。如果不幸患上口歪、面癱等症狀，就可以根據圖示找到地倉穴，然後用左手的食指在此穴上揉壓 3 ～ 5 分鐘進行緊急的治療，再到醫院進行全面的診斷。當然，在治療的過程中，還可以繼續用手指按壓在該穴位處，先輕揉片刻，使之有酸脹感覺為宜，每次堅持 3 ～ 5 分鐘。經過 1 周的輔助治療，就會得到一定的效果。

很多時候，按摩地倉穴不只是老年人的專利，家裡的小孩和中年男女皆可使用此法來達到養身健體的目的。愛美之心人皆有之。注重美麗的女性朋友，對於苗條身材的嚮往從未停止過。只有擁有了好身材，就不用再發愁買不到合適的衣服，就能彰顯女人的無限魅力。因此，減肥，瘦身，就成了女性生活中的重要話題。有的女性朋友會通過控制食欲的方式來達到減肥的效果。其實，**堅持按摩地倉穴也能有瘦身的作用。**那麼具體要怎麼操作呢？

在這裡，我傳授給大家一個簡單易操作的瘦身方法。這個方法就是**在吃飯之前按摩地倉穴。**在一般情況下，當我們的胃部處於興奮狀態下時，我們的食欲就會增加，而**按摩地倉穴，可以調理脾胃，從而控制我們的食欲。**所以，當你明明已經很飽但又想吃東西的時候，不妨多按摩這個穴位。成功地控制住口欲，離減肥成功自然就不遠了。

當然，按壓地倉穴的主要功效還是補脾胃。**中醫認為胖人多脾虛，脾胃功能低下，運化脂肪的能力就會隨之降低。**所以，增強脾胃功能也有助於提高身體對脂肪的分解能力，從而達到瘦身減肥的目的。

作為身體的保健奇穴，地倉穴也是家中孩子健康的守護神。有個成語叫「垂涎三尺」，其本意是流著的口水很長，後引申為對某種事物的期待和渴望。在這裡，「涎」就是口水的意思。我們知道口水有潤澤口腔的作用，可如果口水流得太多的話，就會產生一系列的健康問題，也預示著我們的身體健康出現了問題。這種情況多發生在小孩、學生身上。

家長不妨在孩子睡覺的時候，觀察他們趴睡的桌子或者睡覺的枕頭上是否沾有大量的口水。如果有這種情況發生，就說明孩子可能脾胃虛弱。脾主肌肉，開竅於口。如果出現脾虛的症狀，那麼肌肉就會鬆弛下來，缺乏彈性，就會造成口水直流的現象。這時，**家長可以給孩子按摩地倉穴，以減輕孩子流口水的症狀。在按摩的時候，要用雙手食指按壓孩子的地倉穴，進行圈狀按摩。**

對於男性朋友，地倉穴又如何發揮出它的守護功效呢？我們知道現代男性生活壓力大，工作應酬又多，有時候難免菸酒過量。當飲食缺乏節制，尤其是暴飲暴食和食用高脂肪、高熱量的食物之後，若受外邪入侵，就容易患上面癱、面肌痙攣或三叉神經痛。有此症狀的男士，可以利用好地倉穴進行輔助治療。當然，如果你很幸運，擁有健康帥氣的相貌，但是又屬於應酬多的人群，那麼我建議你要利用好地倉穴防患於未然。按摩的方法也很簡單，只要趁閒下來的空檔，用雙手食指在地倉穴做圈狀按摩 100 下即可，有面癱、面痛等症者則需要多按摩 100 下。

人迎

利咽散結的理氣奇穴

| 穴位小檔案 |

穴位名：人迎
功效：利咽散結，理氣降逆。
適應證：氣喘、支氣管炎、高血壓、痛風、心律不整等症。
用法：按摩，每次 3 ～ 5 分鐘。

張老師在一所中學任教，長期受咽喉腫痛困擾，嚴重的時候一說話嗓子就疼得厲害，幾乎沒辦法教學。為此，張老師輾轉找到了我，向我斷斷續續地說出了他的情況。根據張老師的症狀表現，我進行了仔細診查，並向他解釋了發病的原因。咽喉腫痛在中醫理論中屬於熱症。如果外部的風熱之氣熏灼肺系，便會導致咽喉腫痛的發生。要是陰虛證的患者，腎陰不能上潤咽喉，虛火上炎，也會導致咽喉腫痛的出現。張老師就是由於長期用嗓過度，引發了咽喉出現炎症，加上粉塵的刺激，他的不適之症也加劇了。

針對張老師的咽喉腫痛狀況，我制定了一套完整的調治方案。我讓他每周到我門診做 2 次治療，並讓他在日常生活中多加注意：飲食要清淡，多喝水，多吃一些新鮮的水果。另外我還特意告訴他，在他教學之餘，或者在家沒事的時候，要多按摩一下利咽散結的奇穴——人迎穴，這對改善他的咽喉腫痛的症狀很有好處。

張老師是位對工作認真負責的人，很想把咽喉腫痛的病症治療好，所以治療的配合度也非常高。半個月後，張老師咽喉腫痛的症狀得到了明顯緩解，疼痛感慢慢消失，最終他能夠像以前一樣正常地給學生們講課了。結束診療後，居然不用我叮囑，張老師就主動說自己以後一定會好好利用人迎穴，因為這個穴位比吃藥還有效。

那麼這個讓張老師欣喜的人迎穴，到底有什麼樣神奇的功效呢？人迎穴是足陽明胃經上的穴位，早在《靈樞・本輸》中就有所記載：「人，民眾也，指胸腹部；迎，迎受也。」我們知道在古代，頭部為君，其所受氣血為大、為尊，胸腹手足部則為民，因為氣血物質的配送方式不同，所以才把這個穴位稱之為「人迎」。《靈樞・寒熱病》中這樣記載：「頸側之動脈，人迎。人迎，足陽明也，在嬰筋之前。」這就明確指出了人迎穴的精確位置。

人迎穴位於頸部，前頸喉結外側大約 3 公分處。所以大家在按摩該穴位時，一定要找準確，才能產生相應的良好效果。而按摩人迎穴的手法最早記載於《靈樞・刺節真邪論》中：「大熱遍身，狂而妄見、妄聞、妄言，視足陽明及大絡取之。虛者補之，血而實者瀉之。因其偃臥，居其頭前，以兩手四指挾按頸動脈，久持之，卷而切推，下至缺盆中，而複止如前。熱去乃止，此所謂推而散之者也。」也就是說，**按摩人迎穴的方法是：用雙手的拇指和食指，共同按壓頸部人迎穴處的頸總動脈，並且向下輕推，這種方法可以達到清熱的效用。**至於按摩的次數和持續的時間，可以根據個人的實際情況而定，以有舒適感為宜。

按揉人迎穴還有穩定血壓的功效。現在很多老年人都有高血壓的症狀，平時都要靠吃降血壓藥來維持血壓的正常。他們不能做過於激烈的運動，時常要

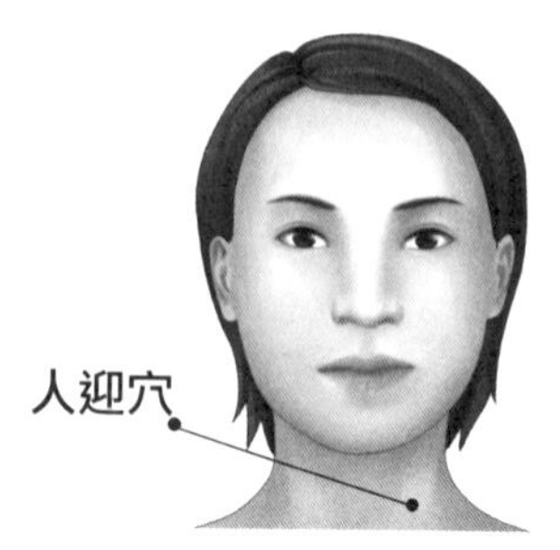

常按人迎穴具有治療咽喉腫痛、氣喘和高血壓的功效。

為自己的身體狀況擔憂。因為一旦血壓持續升高，可能會誘發很多心腦血管類的疾病，甚至還會有生命危險。所以，控制血壓，對於維護人類的健康有著重要意義。**經常按摩人迎穴，能輔助治療高血壓，有助於降低血壓值，並使血壓保持在正常值的範圍裡。**有高血壓症狀的患者朋友，可以取人迎穴搭配太沖、大椎穴輔助降壓。找準這 3 個穴位後，運用適當的力度進行按摩，每天按摩的次數在 3 次以上，每次按摩 3 ～ 5 分鐘為宜。

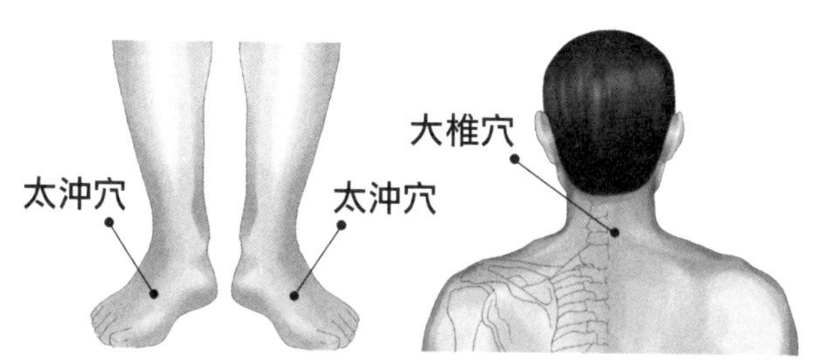

中老年人常按大椎穴和太沖穴，可以調理疲勞虛損，
輔助降血壓，預防高血壓併發症。

作為身體的理氣散結奇穴，人迎穴對於愛美的女性朋友而言，也發揮著重要的美容作用。**按摩人迎穴可有去除雙下巴的作用。**減肥永遠是女性們離不開的話題，苗條的身材是她們夢寐以求的。而對於那些微胖的、有雙下巴的愛美女士，瘦瘦的美感似乎很難實現。在滿身都長滿贅肉的情況下，很多漂亮的小號衣服都沒法穿上，即使勉強穿上了，難看的雙下巴也會讓個人的整體形象大打折扣，襯托得整個人更加難看。我們知道下巴是個很容易積蓄脂肪

的部位，時間久了，脂肪累積越來越多，就會導致雙下巴的產生。如果你也有類似的煩惱，那麼就可以學著按摩身上的人迎穴，輕鬆去除雙下巴。

那為什麼人迎穴能去除雙下巴呢？其實，胃經氣血由人迎穴輸送到頭以下的身體各部。面部的皮膚氣血不暢，就會積累脂肪，皮膚也會逐漸老化而失去彈性。而按摩人迎穴則能很好地解決這一問題。**在按摩人迎穴的時候，要一邊吐氣一邊輕柔按壓該穴位，每次按摩時間大約為 6 秒鐘，如此重複按壓 2 ～ 3 分鐘，並用手順著脖頸輕輕往下撫摸**。長期堅持下去，愛美的你一定會看到效果。

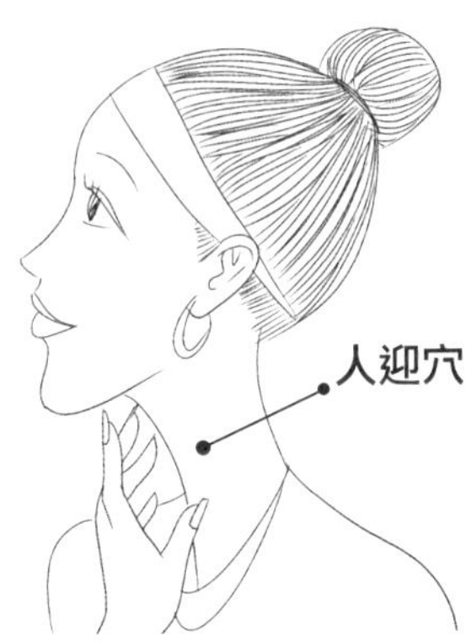

只要氣血通暢了，皮膚需要的養分充足了，自然不容易出現雙下巴了。

風池

防治感冒發燒的妙醫聖手

|穴位小檔案|

穴位名：風池
功　效：祛風散熱、清頭目。
適　應：中風、眩暈、感冒、鼻塞、目赤腫痛、口眼歪斜、頭痛、耳鳴、頸項強痛、高血壓等。
用　法：按摩，次數不限，每次5分鐘；艾條灸，每次每穴灸15～20分鐘。

我在門診就遇過這樣一個患者。劉先生是位職業培訓講師，因為工作的緣故經常需要到全國各地進行培訓講座，感冒對他來說更是家常便飯。由於長期服用感冒藥，劉先生的身體逐漸對感冒藥不「感冒」了。所以，劉先生心急如焚地找到我，希望我能為他快速治療感冒，因為3天之後他有個非常重要的培訓會要舉辦。

要能快速治療感冒，自然就要取治療感冒的大穴：風池穴。

除了風池穴，我還需要選取些適合劉先生病症的配伍穴位。問診後得知劉先生不流鼻涕、痰液黏稠色黃、尿黃大便乾的症狀，我判斷劉先生的感冒是屬於風熱型感冒，所以，我又為劉先生選取了大椎、列缺、合谷、外關、曲池、尺澤等穴進行灸。 經過系列的針灸後，我除了囑咐劉先生接下來2天繼續接受治療之外，還教他一個治療感冒的小秘方。這個小秘方，我等會兒再介紹，在這裡先賣賣關子。

就這樣，3 天時間過去，劉先生的感冒症狀得到了很大程度的緩解，精神也足了，痰液的情況也得到好轉，上臺作演講已經沒有太大的問題了。此後，劉先生還跟我通過電話，他跟我說按壓風池穴和我教給他治療感冒的小秘方非常有效，他現在外地出差時經常這樣自我治療。

風池穴是保護我們人體健康的「護城河」，用途非常多。為什麼說風池穴是人體健康的「護城河」呢？我們首先來看下「風池」的含義。池，是蓄水的地方，在古代專指城外具有抵禦外敵入侵功能的護城河。而古人又經常說「作巔高之上唯風可到」，從字面的意義看，我們不難理解「風池穴」是人體頂部（即頭部）的「護城河」。而在中醫裡，我們經常用風池穴來疏風去痛，治療感冒所致的眩暈、頭疼。這也非常符合「風池」穴的字面意義。

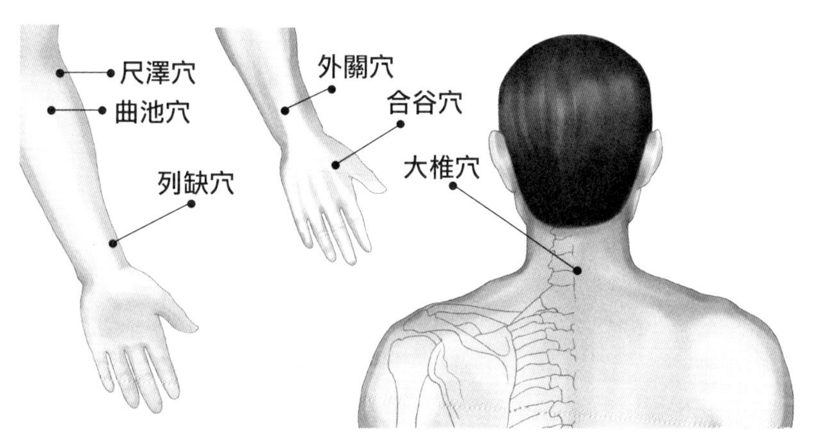

大椎穴、列缺穴、合谷穴、外關穴、尺澤穴是治療感冒的基本穴位，配合刺激曲池穴，尤其適合治療風熱型感冒。

在中醫裡還有一句話：「風池、風府尋得到，傷寒百病一時消。」這說明風池還是個驅寒、治療風寒感冒的要穴。所以，我經常對身邊的人說，風池穴是一個治療感冒的萬靈穴，不管是風熱感冒，還是風寒感冒都可以使用它。如何利用風池穴來治療感冒呢？一般情況下，**在感冒之初，找到風池穴並用指腹稍用力按壓該穴 2 ～ 3 分鐘，每天堅持按揉 2 ～ 3 次，即可使感冒症狀得到緩解**。除此之外，我們還可以將蒜片，貼在風池穴上來治療感冒：把新鮮的蒜片去皮，切成 3 公釐左右的薄片，然後將頭部左右 2 個風池穴用醫用棉布擦拭乾淨並塗上凡士林，再把蒜片貼在穴位上，然後用紗布將其包紮固定，3 小時後再取下，每天貼 1 次，一般 3 ～ 5 天內能治癒感冒。

有少部分人貼蒜片後，風池穴處的皮膚可能會起小泡，不用擔心，也無需處理，過段時間就會自然會痊癒。這就是我教給劉先生的小秘方。據說，現在劉先生無論去哪出差，都隨身帶著大蒜以備不時之需。

要掌握這個蒜片治療感冒的方法，自然還要找準風池穴的位置。**風池穴位於項部，當枕骨之下，與風府穴相平，胸鎖乳突肌與斜方肌上端之間的凹陷處。**你用拇指和食指從枕骨粗隆兩側向下推按，推到枕骨下緣凹陷處用力按壓，如果有酸痛、麻脹感，就說明找到穴位了。

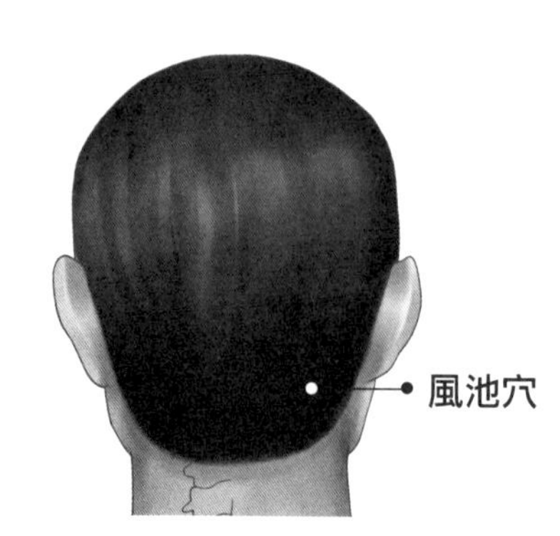

風池穴主治一切風病，是治療風病的要穴。

風池穴是全家人治療感冒的保健穴。不過，風池穴的作用還不止於此。在日常的診療中，我們還用風池穴來治療中風。在這裡告訴大家 1 個知識，就是凡是帶有「風」字的穴位，比如風池、風府、風市、翳風等穴位，都能治療廣義上的中風。

這個「風」有外風和內風之分。外風是因為感受外邪而中風，比如感冒發燒等，而內風則是內因引起的，比如抽搐、昏迷、麻木、痙攣等都屬於內風。一般情況下，我們說的中風是內風，比如痙攣、麻木等。

家庭中經常需要應酬的中年男人、老人、中風後的患者，都可以用風池穴搭配其他穴位來防治中風症。在《類經圖翼》裡有記載：「風池治中風不語，牙關緊閉，湯水不能入口。手足不遂，足三里主之。」根據書中記載，我們知道很早前人們已經意識到風池穴對治療中風的重要性。

在中醫的觀點裡，眾病皆因風，外風內侵使人體陰陽不調，氣血錯亂，加之激動、勞累導致肝火暴漲，風火相扇，氣血奔走於上，使之發中風病。要治療這個中風病就必須以醒腦開竅、活血化瘀、祛風活絡為根本，再以平肝潛陽、熄風祛痰為輔，才能從根本將「中風」處理好。

而風池穴為膽經頭部穴位，就有治內外風的功效。同時，它又與肝膽互為表裡，針灸它還能有平肝熄風、活血化瘀的效果。這就是我們防治中風的目的。**菸酒過量、經常應酬、熬夜的中年人尤其應該利用風池穴來保養自己的身體，預防中風病，而老年人和中風患者更可以經常揉壓風池穴。**那麼，具體要如何讓風池穴為我們服務呢？在家裡，我們可以取風池穴為主穴，配合百會、人中、十宣和足三里的按摩來防治中風。

百會穴、人中穴我在前面（P.26、P.48）已經介紹過。在這裡，我簡單地介紹十宣穴和足三里穴。**十宣穴在手十指尖端，距指甲游離緣（長出來的指甲）**

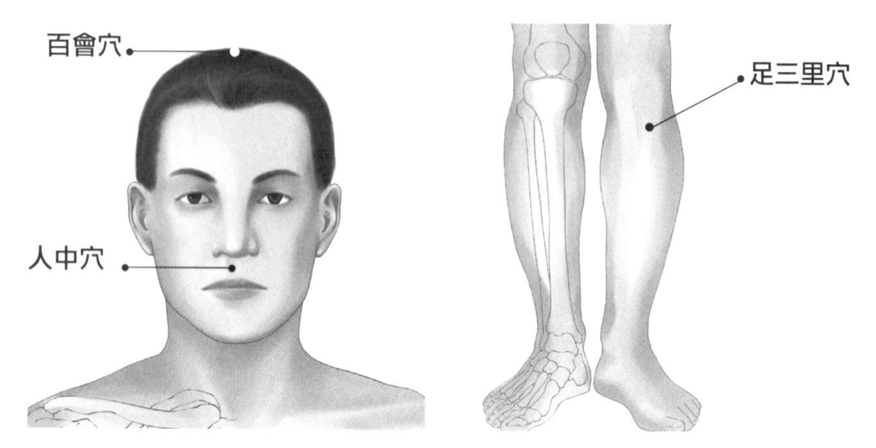

百會、人中、足三里、十宣穴一同按摩，防治中風效果更好。

0.1 寸，左右共 10 個穴位，經常用來治療中風、昏迷、手腳麻木等症。按摩十宣穴可以用 5 根牙籤綁在一起，以適當的力量進行按壓，時間 3 ～ 5 分鐘。另外，人們還可以用「十宣穴」從額頭開始往後腦方向作梳理動作。做這個動作的時候，要經過風池穴，這樣既刺激了十宣穴，又可提神醒腦，是治療中風、腦神經衰弱頭痛、抑鬱症、失眠等的常用方法。

而足三里是「足陽明胃經」的主要穴位之一，是一個強壯身心的大穴。傳統中醫認為，按摩足三里能調理脾胃、補中益氣、通經活絡、疏風化濕、扶正祛邪，用它來輔助治療中風，具有全面調理身體和通經活絡的效果。足三里穴位於外膝眼下 3 寸（約 4 橫指），脛骨外側約 1 橫指處，可參考本書第一章（P.20）中，詳細介紹的取穴方法。

在治療的經驗中，我們還發現風邪入侵經絡的中風患者，經常會出現口眼歪斜的病症。其中，輕度中風患者，以風池穴配合其他穴位進行針灸治療的效果比較理想。因此，我們也發現風池穴對糾正斜視具有理想的療效。

如果家裡有孩子因為閱讀坐姿不正確、躺著看書、看電視而導致的輕度斜視

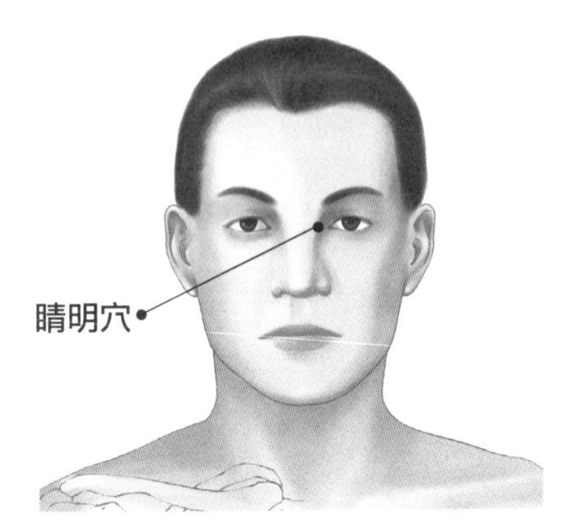

按摩睛明穴、風池穴，可調節眼部的氣血供應，有效緩解視疲勞。

症，也可以用風池穴來慢慢糾正視力問題。**父母可以教孩子按摩風池穴 2 ～ 3 分鐘，再揉壓睛明穴 1 ～ 2 分鐘，每天堅持 2 ～ 3 次，再改掉錯誤的閱讀坐姿，長期堅持，視力就能慢慢得到糾正。**

另外，如果眼睛疲勞、乾澀，或者老年人的老花眼，也可以按壓風池穴，**用大拇指按壓風池穴至出現明顯疼痛感為止，然後鬆開，配合深呼吸，你會發現，眼睛會舒服很多，視物也會更清晰。**

最後，我再教給大家一個治療落枕的方法。**早晨醒來，如果發現脖子不能轉動，酸痛不已就立即用雙手大拇指按壓風池穴 2 ～ 3 分鐘，一般可使不適得到緩解。**

總之，風池穴是 1 個保健大穴，它非常重要。我在臨床中經常用到它，因為它的作用十分廣泛，能提神、能緩解疲勞、能降壓、能治療眩暈、能防治感冒、能保護眼睛、能治療腦源性疾病（如精神病、神經病）等，所以在平時生活中喜歡保健的人一定不能忘了風池穴。

風府

祛頭風有奇效的大穴

| 穴位小檔案 |

穴位名： 風府
功　效： 祛風止痛。
適　應： 中風、癲狂症等神智病症，頭痛、眩暈、頸項強痛、咽喉腫痛等外風為患病症。
用　法： 按摩，每次 3 ～ 5 分鐘，次數不限。

李爺爺是一名清潔工，經常感覺到頭重腳輕，不舒服的時候感覺腦子裡好像有上萬隻蜜蜂在「嗡……嗡……」地飛。李爺爺把他的情況告訴身邊的人，沒想到身邊的人非但不信，還懷疑李爺爺出現腦神經方面的問題，建議他到腦神經科去進行治療。於是，李爺爺就到專業的醫院去做了腦部掃描，結果卻沒有發現任何問題。為了緩解這種不適，李爺爺只好求助於頭痛藥，沒想到吃沒有安眠效果的頭痛藥一點效果也沒有，只有吃那種能使他昏昏欲睡的止痛藥才能勉強有效果。

後來，在機緣巧合下，李爺爺跟我搭臺喝茶，得知我是醫生後，他問我信不信他感到頭部有上萬隻蜜蜂在盤旋，我笑著回答說：「信。」李爺爺很意外，我這才向他介紹說他的症狀屬於頭風作祟。這是由於他長期在清晨工作，頭部受到寒風侵襲所致，雖然屬於頭痛病，但並不是頭痛藥所能治療的。我還告訴他，經常起早工作是很容易讓寒、濕、熱等各種邪氣入侵人體的，輕則引起頭痛感冒，重則還會引起中風癱瘓。所以，發現頭風現象要儘早治療。在充分地了解他的病情後，我立即給他制定了一套完整的診療方案。李爺爺非常配合治療，不但按時到我的門診報到，在我的建議下，每天出門工作時都用羊毛圍巾把頭部和脖子包裹好，並堅持按壓脖頸後專治頭痛的祛風穴——風府穴。短短 10 天的工夫，李爺爺的頭風症狀就得到了明顯的改善，半個月後他的頭風症狀就消失了。雖然李爺爺的治療暫告一段落，但我還是特別叮囑他：以後出門前一定要做好頭部和頸部的保暖措施，尤其是要圍住風府穴。俗話說「神仙也怕腦後風」，虛邪賊風都是從腦後侵入人體的。

為什麼我要叮囑他必須要用圍巾圍住頭部和脖子呢？**因為風府穴就在脖頸處，而這裡是人體最薄弱的地方之一，最容易受到風邪的侵入。風府穴在督脈上，而督脈統領一身的陽氣，如果風邪從此而入，自然就會損傷人的陽氣，使人出現諸風等症狀**。所以，在《資生》裡也有「風府者，傷寒所自起，壯人以毛裹之，南人怯弱者，亦以帛護其項」的說法。這也說明古人早就意識到透過保護風府來養生的重要性。

下面，我們一起來找風府穴。**風府穴位於後頸部，兩風池穴連線中點，頸頂窩處。當後髮際正中直上 1 寸，枕外隆凸正下，兩側斜方肌之間凹陷處**。簡單來說，在**按摩風府穴的時候，可以低下頭，用左手將頭髮向前攬起，用右手拇指按摩，其餘 4 指在頭上部固定住。這樣大拇指可以得力，稍微用點勁，每次按摩 3 ～ 5 分鐘即可。**

經常按摩風府穴，不僅**可以改善血液循環，也就是大腦的血液供應，按摩完之後還會使人覺得頭腦特別清醒**，不再覺得暈暈沉沉。但是，這個穴是禁灸的。我們知道火借風勢，灸了火就會更加倡狂，在體內亂竄，打亂人體的正常秩序。**風府穴不僅可以祛頭風，對治療小兒咽喉不適也有奇效**。每個家長都希望自己的孩子能夠健康成長，但是小孩子的抵抗力大多較弱，不能很好地抵禦外來的細菌。在日常生活中，只要稍不注意，感冒、咳嗽、咽喉腫痛等病症就會乘虛而入。這時，咽喉腫痛的人就會感到咽部的乾燥和灼熱感，吞咽食物時會有明顯的痛感，嚴重了還會有頭痛、發熱和四肢酸痛等症狀。中醫認為本病多由風熱邪毒侵襲咽喉部所致，而當中以胃府鬱熱上沖咽喉為常見。

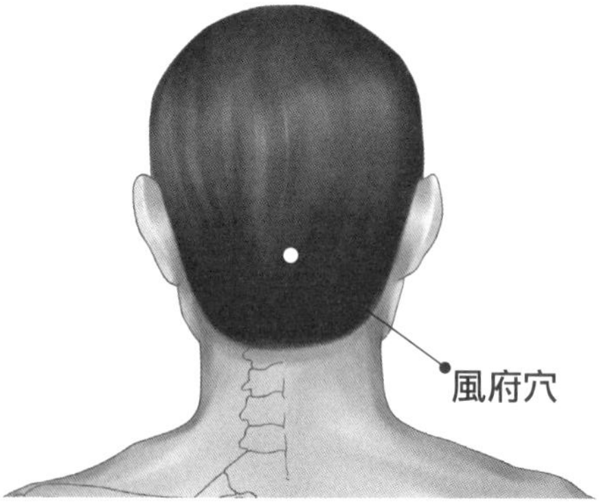

風府穴

常按壓風府穴，就能提升人體督脈上的陽氣，以達到以陽攻寒，以陽驅風的目的。

如果家中孩子有此症狀，那麼這個時候風府穴就派上用場了。風府穴是人體督脈上重要的穴位之一，有散風熄火、通關開竅的作用，經常按摩能很好地治療咽炎所引起的咽喉腫痛，**按摩時，患兒坐位或俯臥都可以，家長以拇指掐按風府穴 1 分鐘，**

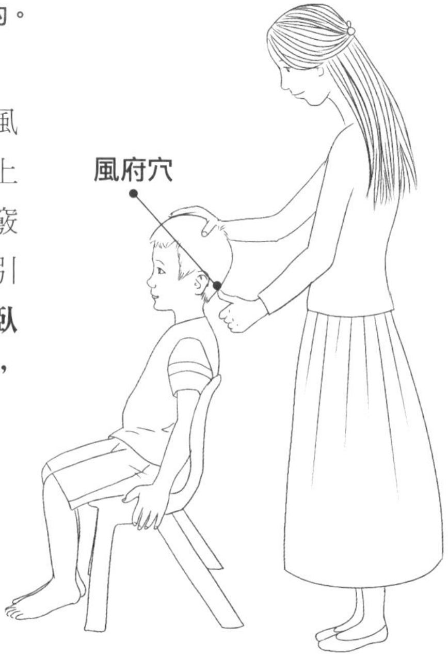

風府穴

如果孩子的病症痊癒了，最好也要長期堅持按摩，因為常按風府穴能起到增強身體抵抗力的效果。

然後自上向下按揉頸部，反覆操作 2 ～ 3 分鐘。每次按摩時動作要儘量輕緩、溫柔，不要讓孩子有不適的感覺。

對於老年人來說，很多人都有脖子僵硬的毛病。這脖子僵硬也不算是個病，真的要去掛號還真不知道該去掛哪一科，市面上也沒有專門的藥治療這個病。那怎麼辦呢？首先，我們要了解脖子為什麼會僵硬？其實道理很簡單，多數老人睡覺時沒有關好窗子或者出門時沒有護好頸部，風寒就會從風府、風池或風門入侵體內，久而久之，既傷了陽氣，又留下了寒邪，所以就患上了脖子僵硬這個病。**脖子僵硬是中、老年人常見病、多發病之一。**

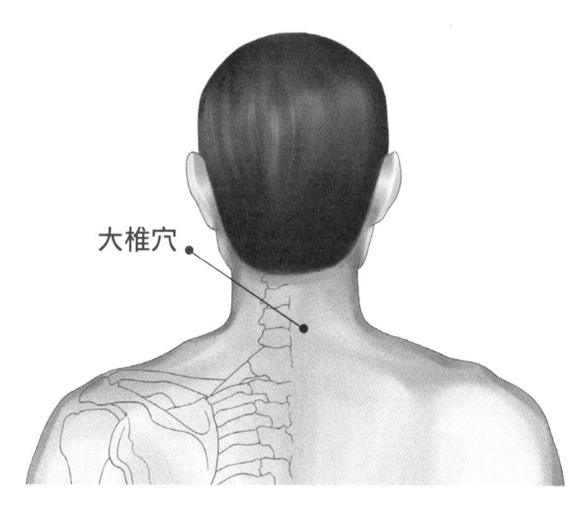

按摩風府穴的同時，按揉大椎穴，2 個穴位一起使用，就能有效緩解脖子僵硬症狀。

眾所周知，想要通過藥物根治脖子僵硬是很難成功的。但是，按摩風府穴不但能輕鬆解決這個問題，還能驅趕頸椎上的邪風。這時，如果搭配大椎穴的按壓，緩解甚至治癒脖子僵硬就不是夢。當然，中醫治療還講究耐心和堅持。在進行脖子僵硬按摩的時候，患者要用**拇指的指腹頂住風府穴位，向上用力按 200 下，然後開始轉頭，正反方向分別轉 5 圈，再繼續揉壓大椎穴 100 下，每天堅持 2 ～ 3 次**，半個月就能收到效果。

第三章

肩、背、腰部穴位

人體後背正中間的脊椎，是人體督脈的必經之路，脊椎兩邊的足太陽膀胱經，與身體的五臟六腑有著密切的聯繫。如果每天堅持按摩肩、背、腰部的脊椎部位，不僅可以促進經絡的暢通，還有滋養全身器官的功效。

大椎

治頸椎諸疾的不二法門

| 穴位小檔案 |

穴位名：大椎
功效：清熱解表。
適應證：頸項強痛、脊椎痛，熱病、咳嗽、氣喘、小兒驚風等。
用法：按摩，每天 2 次，每次 3 ～ 5 分鐘；艾條灸，每次每穴灸 15 ～ 20 分鐘

有一次，我應邀去參加某 500 強企業的健康講座。當時，我問在場的聽眾是否有頸椎不舒服的症狀？幾乎所有的人都舉手了。我立即意識到頸椎問題的嚴重性，當下就把大椎穴的使用方法教給他們，讓他們平常工作之餘，用大椎穴來緩解頸椎的疲勞。

講座結束後，有位 40 多歲的女性高階主管找上我，希望我幫她治治頸椎的毛病。這位女性高階主管跟我說，她之前只要對著電腦的時間稍微長一點，頸椎就會不舒服，但是只要轉動幾下脖子，頸椎的不適就能得到有效的緩解。可是現在，她的頸椎越來越疼，有時候會疼得都沒法工作，去醫院掛個號，醫生告訴她再不治療可能就得手術了，把她嚇出一身冷汗。

我問她在感到頸椎疼痛的時候，有沒有感到頭暈、頭疼、手麻或者耳鳴等病症。這位女性高階主管仔細想了想說：「自己並沒有其他症狀，就是偶爾會

感到頭暈，而且最近頭暈的次數明顯增多。」我告訴她，這就是脊椎壓迫到椎動脈導致腦部供血不足所導致的。醫院的醫生並沒有嚇她，看似普通的頸椎酸痛如果不加以處理，就會導致經常性頭暈、頭疼、手麻、耳鳴，甚至是面癱、癱瘓的併發症。當頸椎嚴重變形壓迫到脊髓的時候就需要動手術了。不過好在根據問診情況，我判斷這位女性高階主管的頸椎問題還不算太嚴重。於是，我請她到我的門診進行系統的針灸治療，並為她制定了以大椎為主穴，配伍天柱、後溪、大杼等穴的診療方案。

經過一個半月的治療，這位女性高階主管的頸椎已經基本無大礙。結束治療前，我又特地囑咐她要用好大椎穴，防治頸椎病。

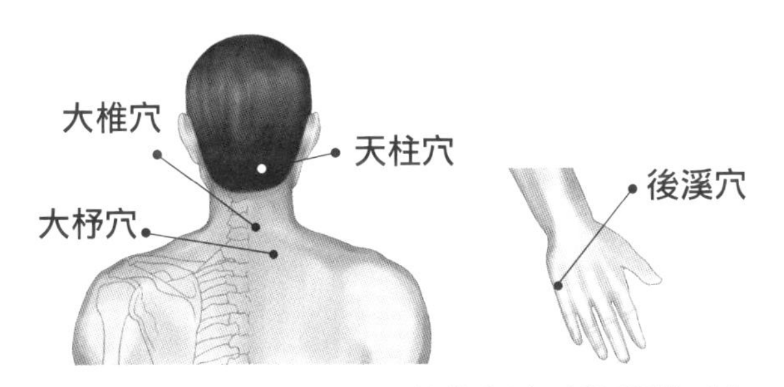

刺激這幾個穴位，可以打通頸椎的血脈，緩解頸椎不適。

為什麼刺激大椎穴能防治頸椎的毛病呢？首先，我們來看看頸椎病的成因。原本頸椎病是老年性疾病，人到老年後，肝腎功能低下，陽氣不足導致筋骨失養，這才有了頸椎酸痛的毛病。而現代人整天對著電腦，所謂「久坐耗氣」，頸椎就在久坐之中產生勞損。加上多數上班族的頸部，常裸露在外受到空調寒氣和冬天寒氣的侵襲，使經脈受損，氣血淤滯。

中醫說，不通則痛。頸椎氣血淤滯，自然酸痛不已。所以，**老年人的頸椎問題是屬於身體機能的退化，年輕人的頸椎問題是屬於經脈勞損所致**。那麼，無論是哪種頸椎問題，**提升頸椎附近的陽氣，打通頸椎的筋脈使之氣血通暢才是治療頸椎病的關鍵。**

而大椎穴恰恰就是這樣的好穴。大椎穴為督脈之穴，督脈具有統率和督促全身陽經的作用，所以大椎穴又有「總督諸陽」和「陽脈之海」之稱。由此可見，**大椎穴，是 1 個能提升人體陽氣的穴位。**我們再從人體的經脈上看大椎穴。人的手足三陽的陽熱之氣匯入大椎穴，並與督脈的陽氣上行至頭頸，所以我們只要疏通了大椎穴，陽氣就能通往頭頸，使頸部氣血暢通，不再酸痛。當然，刺激大椎穴的功效還不止於此。經常按壓大椎穴，還能治療體內熱、發燒和感冒等症狀。

不過，自己要按壓大椎穴可能不太方便。因為大椎穴在第 7 頸椎棘突下凹陷處。要取穴必須把頭低下，用手摸脖子最高處那個點下面的間隙，這就是大椎穴所在處。為了能更好按摩這個穴位，等你找到該穴後，你可以借助一些按摩器具來敲打它。**上班族建議每天敲打這個穴位不少於 3 次，每次不少於 2 分鐘。**除此之外，每晚洗澡的時候，用偏熱的水沖刷該穴也能有提升體內陽氣，緩解頸部疲勞的功效。

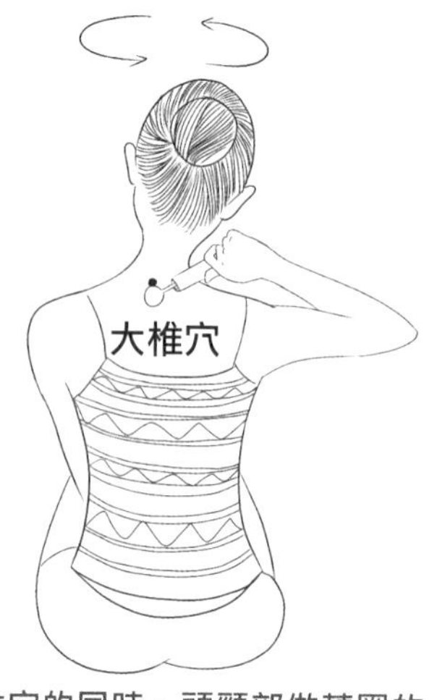

敲打大椎穴的同時，頭頸部做轉圈的動作也能使經脈暢通。

大椎穴不僅是家裡讀書的孩子、大人和老人緩解頸部不適的穴位，還是長痤瘡女性的美容穴。我們知道痤瘡又叫「青春痘」。人們在青春期，內分泌旺盛的階段長青春痘就覺得再正常不過。可是，一旦上了年齡，「青春」不再，青春痘卻常常光臨就成為一種困擾。長滿青春痘的臉不但影響女性的外表，而且還會讓女性的工作造成諸多不便。如果你也有類似的困擾，就要好好利用大椎穴。

我們知道大椎穴是人體陽氣的彙集地，是1個可以升陽的穴位。但是，人體要健康講究的是陰陽平衡。陽氣不足，機體功能就下降，陽氣過盛，人體就會上火，生熱病。而長痤瘡就屬於熱病，是人體內熱瘀積在五臟的毒素所導致的，也說明人體經過大椎穴這裡的陽氣稍旺。我們知道在按摩手法上，按壓是補不足，那麼要瀉掉熱氣就得採取別的方法——放血。請家人、友人代勞，找到大椎穴的所在處，用針灸針或者家用的縫衣針進行高溫消毒後，一隻手在大椎穴處捏起一小褶皮，快速地刺下捏起的皮1～2次，然後用手擠出血即可。記住，放血的時候，一定要將該穴位處的皮膚捏起來，非專業醫生不能直接下針。不敢嘗試放血的朋友，也可以**取具有清熱功效的薄荷，將其搗爛敷在大椎穴上10分鐘。每天堅持此法，1個月後臉部痤瘡會有所消退。**

大椎穴是一個可以補陽又可以瀉火的雙效穴。我們不僅要用它來治療痤瘡，還要好好利用它清熱降溫的功效。當陽氣旺盛，人體溫度就會偏高，發生低熱或者高燒等情況。在大冷的冬天，我們經常可以看到街上有那麼幾個人穿著短袖，好像一點兒也不怕冷，真的非常佩服這些人強壯的體魄。事實上，不用羨慕這些「不怕冷」的人。中醫養生講究身體順應四時節氣，熱就該減衣，冷就該添衣。這些「不怕冷」的人不是真正的身體好，而是身體出了「毛病」，你去握下這些「不怕冷」的人的手能感到低熱。所以，大冬天的，你看到有人吃飯冒大汗一點兒也不用奇怪。要想緩解這種症狀，用毛衣針適度刺壓大椎穴或者用冰凍包冷敷該穴就能使身體降溫。

在這裡，我還有個小秘方。**如果有家人發燒，不妨用降熱貼剪下一小塊貼在大椎穴上，其餘的降熱貼貼在額頭上，這樣的降熱效果會更加明顯，降體溫更快。**另外，大椎穴是個瀉邪的穴位，如果身體有瘀，或者患有抑鬱症，或者容易感到疲勞都可以針刺大椎穴放血，這是個非常好的保健方法。

肩井

治頸項強痛和乳汁不足的奇穴

｜穴位小檔案｜

穴位名：肩井
功效：通經絡、疏導水液。
適應證：頸項強痛、肩背疼痛、上肢不遂，難產、乳汁不下等。
用法：按摩，每次 3 ～ 5 分鐘，次數不限；艾條灸，每次灸 15 ～ 20 分鐘。

我在門診經常會遇到這樣的病人，年紀輕輕，2、30 歲就頸項疼痛，肩膀也疼，頭左右一轉，就痛得受不了，這些人通常都是天天對著電腦的上班族。有一次，一個 30 多歲的女性來求診，說自己好長一段時間都脖子痛，肩膀也痛，不敢轉頭，一摸就痛，自己也知道是因為天天對著電腦的原因，可是又離不開電腦，結果這個病痛就一直纏著自己，非常痛苦。

我說我可以用針灸幫你治好，但是這個病治癒的關鍵還得自己平時注意。對著電腦 1 個小時左右就要起身活動活動，經常左右旋轉自己的脖頸等。總之不要坐等疾病來找你，而是自己要積極地遠離疾病。

在針灸的過程中，我選擇了肩井穴，還配合肩髎、肩前、肩貞、陽陵泉、外關、條口等穴進行治療。大概過了 1 周，這個女性的肩頸疼痛就好得差不多了。我還告訴她，平時回家的時候別忘了按摩、針灸的那幾個穴位，對於預防和治療這種頸項強痛效果非常好。

為什麼要將肩井穴，選為緩解肩周炎症狀的主要穴位呢？在**中醫古典裡有相關的記載：「肩井穴，主頸項強痛、肩背疼痛。」**它位於肩關節和脖子邊緣的中心點，在肩部最高的地方，與乳頭中央連線處於同一條直線上。

肩井穴同時又是膽經上的穴位，三焦經、胃經、大腸經都從此經過，所以刺激肩井穴就相當於同時刺激身體多條經脈，有通經活絡、促進氣血的效果。肩井穴治療肩背不適效果好，行醫歌訣也常言：「肩井穴是大關津，掐此開通血氣行，各處推完將此掐，不愁氣血不周身。」找到肩井穴後，我們可以利用筆帽來按壓這個穴位，次數不限，每次 3 ～ 5 分鐘，用艾灸則每次灸 15 ～ 20 分鐘。

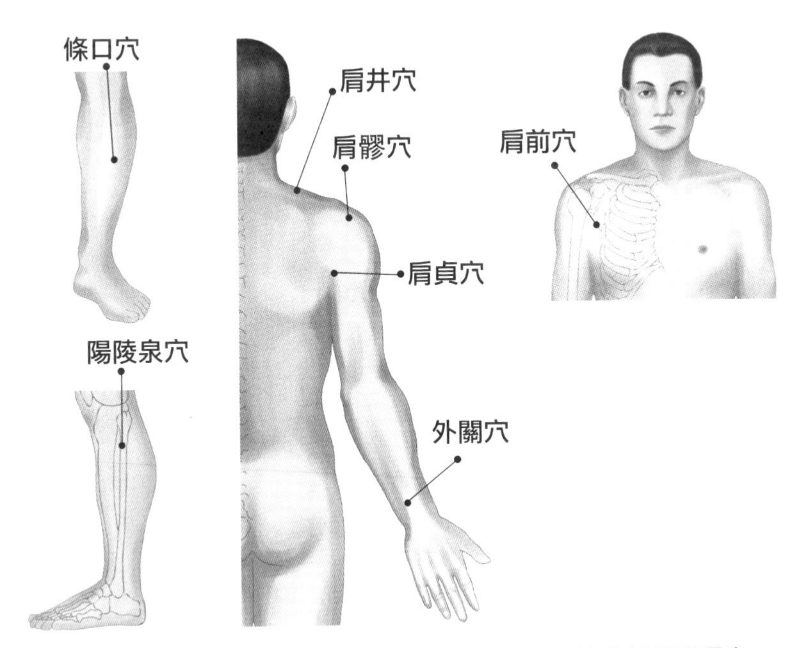

長期對著電腦工作的人，經常按壓上述穴位能有緩解頸項疼痛、預防肩周炎、防治滑鼠手和「四十肘」的效果。

接著我們再來說一下**肩髎、肩前、肩貞這幾個穴位，我們針灸大夫把這3個穴位稱為「肩三針」，是治療肩周炎的首選穴位**。肩髎穴在肩髃後方，當展開手臂時，在肩峰後下方摸到凹陷處即是。肩前穴在肩關節前部，取穴的時候把手臂自然垂下，腋前皺上1.5寸的地方就是。肩貞穴，取穴的時候，正坐。自然垂肩，腋後紋頭直上1寸處即是。對這3個穴位進行艾灸或按摩能夠有驅散風寒、通經活絡、治療肩周炎的效果。

肩井穴還是個下奶穴，也就是說產婦生完孩子後沒有奶，或者奶水不夠，都可以透過按揉肩井穴來緩解症狀。在臨床中，如果哪個產婦來門診做針灸催奶，醫生必選肩井穴。古醫書《儒門事親》中說：「乳汁不下……針肩井兩穴。」所以如果產婦發現乳汁不下，或者乳汁不夠就可以按摩肩井穴催乳。除此之外，肩井穴還能治療難產，《千金方》中有：「難產，針兩肩井，入一寸瀉之，須臾即分娩。」所以，如果產婦有難產的跡象，用力按壓肩井穴，就能幫她順利生產了，當然這要在醫生的指導下進行。**但是要記住一點，因為按揉肩井穴能助產，所以孕婦禁用這個穴，否則可能會導致流產。**

肩井穴除了具有上述功效外，還有一個非常重要的作用就是緩解和治療頭痛和眩暈，當遇到頭痛和眩暈的時候自己用力按摩肩井穴，效果立竿見影。

肺俞

化痰止咳沒有誰比它更強大

|穴位小檔案|

穴位名：肺俞
功效：滋陰補肺，清肺熱。
適應證：咳嗽，氣喘，咳血，鼻塞，骨蒸潮熱，盜汗，皮膚瘙癢，癮疹等。
用法：按摩，每次3～5分鐘，每天2次；艾條灸，每次每穴灸15～20分鐘。

有一次義診，我遇到一個愁眉不展的大叔。林大叔今年50歲，還沒到退休年齡，但是被哮喘折磨得根本沒辦法工作。見到我們正在義診，林大叔便向我諮詢相關情況，但是他對自己的病情非常悲觀，甚至萌生出要辭職提早退休的想法。

林大叔跟我說他平日就愛抽幾口菸，所以咳嗽幾聲也沒在意。後來他發現自己就算不感冒也會咳嗽，老伴就勸他不要再抽菸了，可是自己努力戒了幾次菸也沒成功就繼續抽。沒想到他的咳嗽變得越來越嚴重，每次咳嗽都要咳很久，還伴隨著氣喘和胸悶，一到秋天更是咳得受不了。林大叔還說最近自己幾次在公司裡咳嗽得都喘不過氣，很多工作根本沒法做，看了很多醫生，吃了一堆中藥和西藥也不見好，自己是徹底絕望了。

的確，哮喘性咳嗽對患者的生活和工作的影響是非常巨大的。不過，我還是勸林大叔不要太絕望。當下，我就取了肺俞穴，搭配天突、足三里和氣海等穴，為林大叔進行針灸治療。臨走前，我用筆輕輕在林大叔的肺俞穴上做記號，請他回家後讓家人每天幫助他拍打和揉壓此處各 100 下，拍打和揉壓分 2 次進行。我還囑咐林大叔說，半個月後如果覺得有效果就來門診找我。

果然，半個月後，林大叔激動地找到我的門診，跟我說：「拍打這方法比吃藥管用多了，胃還不難受。」於是，我根據林大叔的現狀又制定了一套為期半個月的針灸和艾灸結合治療方案。我取了肺俞、大椎、風門、天突、豐隆和足三里等穴進行針灸治療，次日則選擇肺俞、大椎、豐隆、腎俞、膏肓等穴進行艾灸，如此反覆。經過半個月的治療後，林大叔的哮喘基本已經控制住了，我吩咐他回家除了多食用雪梨、銀耳等清肺潤肺的食物之外，還要經常揉壓和按壓肺俞穴，有預防哮喘、咳嗽的治療效果。

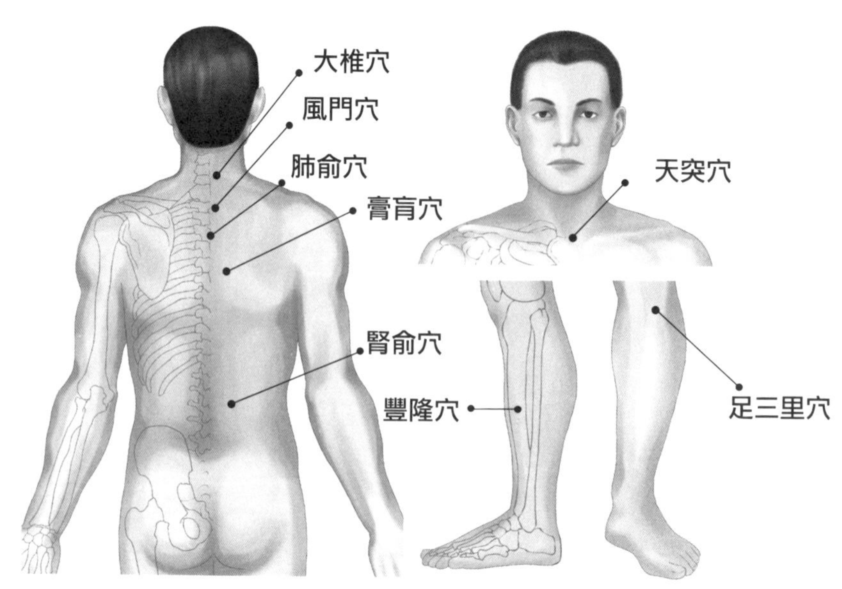

經常刺激上述穴位，可調動肺經元氣，宣肺化痰。

為什麼肺俞具有治療哮喘、咳嗽的功效呢？中醫認為：「肺為華蓋，司呼吸開竅於鼻而外合皮毛也。」而咳嗽的病因不外於外感內傷，外邪風寒暑侵及肺部所致。因此，**想要治療咳嗽、哮喘就先要補肺、潤肺和化痰去濕**。在五行中，肺屬金，脾、胃屬土，土為金之母，所以**要想把肺這個「嬰兒」養好，就必須把脾、胃這個媽媽給照顧好。而揉壓肺俞就能有調理脾、胃，補肺的功效。**

那麼肺俞穴在哪裡呢？**肺俞穴位於人體背部，第 3 胸椎棘突下，左右大約 2 指寬處。取穴的時候，我們先確定第 7 頸椎後，從下面開始數起第 3 個就是第 3 胸椎。肩胛角距離脊柱是 3 寸，往旁邊移動 1.5 寸就是肺俞穴了。**按摩的時候，我們要保持頭正目閉，全身放鬆，然後借助按摩敲擊器，輕叩背部肺俞穴，也**可請家人幫忙用手掌從兩側背部由下至上輕拍，持續 8 ～ 10 分鐘。**此舉可以舒緩胸中悶氣，具有清肺排濁的效果。

肺俞穴具有清熱化痰的功效，用它來治療家裡寶寶的百日咳是最合適不過了。百日咳是最讓孩子痛苦的一種咳嗽，最初的症狀和普通感冒很像，所以在吃過感冒藥之後，其他症狀都消失了，唯獨咳嗽還難纏地保留了下來。大人咳嗽尚且難受，更何況是嬰兒咳嗽。而我們知道很多嬰兒都有百日咳的經歷，這讓不少媽媽都擔心自己的寶寶也患上百日咳。

如果你家裡有寶寶，那麼不妨在寶寶還沒患上百日咳之前，每天堅持在肺俞穴上揉壓 1 ～ 2 分鐘，長期堅持可有預防百日咳的效果。如果你的寶寶已經有百日咳的現象，那麼我則建議除了進行正規的治療之外，媽媽們還要為寶寶進行捏脊治療。捏脊的方法並不難，寶寶洗完澡後，媽媽讓寶寶趴在床上，做好相關的保暖措施，然後在肺俞穴下方 5 指寬處作為起始點，用食指和中指輕輕捏起一小褶肌肉往上提，由此處開始往上捏脊椎，切記經過肺俞穴的時候可以以適度力道捏一下再繼續上升到寶寶的肩部。每次捏脊宜重複 20 ～ 30 下。

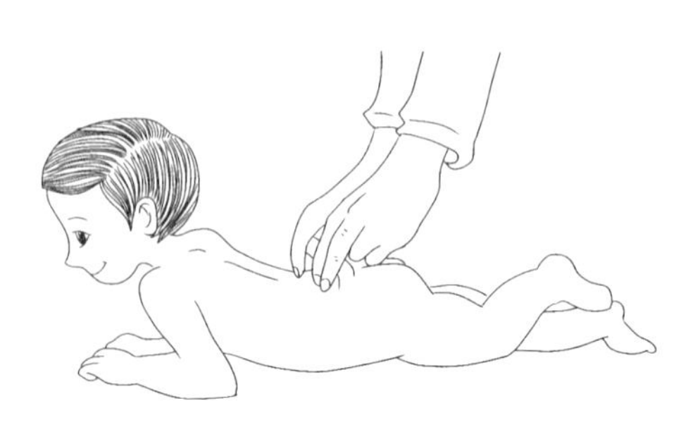

捏脊，不僅能夠有治療小兒常見疾病的作用，每周適當的為寶寶捏脊，還能夠有防病保健的作用。

肺俞穴除了能治療大人的咳嗽、氣喘，寶寶的百日咳，還能治療更年期盜汗。《醫略六書・內因門》記載：「盜汗屬陰虛，陰虛則陽必湊之，陽蒸陰分，津液越出，而為盜汗也。」**根據盜汗的病理，我們知道要治療它就必須補陰，清內熱，而肺俞穴恰好就是個滋肺陰，清肺熱的穴位。**所以，我們自然要取肺俞穴為治療更年期盜汗的主穴。有主穴，自然有配伍的穴位。我們還可以取三陰交穴和太溪穴作為輔助治療的穴位。為什麼取這 2 個穴位呢？其實，三陰交穴不僅是治療生殖系統疾病的要穴，還具有緩解更年期所有症狀的保健功效。而太溪穴不但能有調節機體內分泌、緩解更年期綜合征的作用，還能清退體內的虛熱，對緩解盜汗、治療更年期內熱症有非常好的效果。

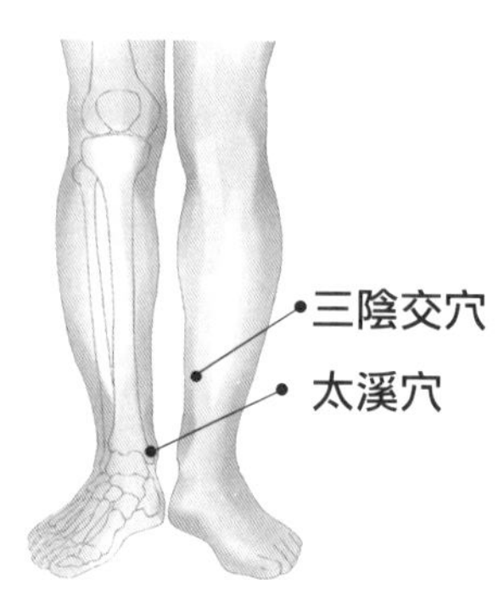

各按摩 3 ～ 5 分鐘或艾灸 15 ～ 20 分鐘，可緩解更年期盜汗等症狀。

脾俞

補脾止瀉的特效穴

穴位小檔案

穴位名：脾俞
功效：補脾胃，祛痰濁。
適應證：胃潰瘍、胃炎、胃痙攣、神經性嘔吐、便血等。
用法：按摩，每次 3 ～ 5 分鐘，次數不限；艾條灸，每次灸 10 ～ 15 分鐘。

有一名患者，過去在我的門診裡針灸治療過頸椎病。有一次，他去外地出差，因為水土不服，半夜又是嘔吐又是腹瀉，再加上地方偏僻沒辦法去正規醫院就診，只好求助於我。電話裡，我了解他的大概情況後，就讓他在酒店裡找 2 種治療嘔吐、腹瀉的常用藥，並把脾俞穴的具體位置告訴他，讓他先用熱水熱敷脾俞穴，再用搓熱的掌心，不斷揉壓這個穴位 5 分鐘。沒想到第 2 天，他就好得差不多了，人也有了精神，這都是按摩脾俞穴的功勞。

脾俞穴，是膀胱經上的穴位。脾，自然是指脾臟；俞，是輸的意思。這個穴位的原意是指脾臟的濕熱之氣，由此外輸膀胱經。這是個人體清濁和補脾的穴位。中醫認為體型虛胖的人多因脾虛、痰濁瘀積於內所致，所以體胖的人可以經常揉推脾俞穴來幫助自己補脾胃、去痰濁、除濕氣。

那為什麼腹瀉要按摩補脾臟的穴位呢？**我們知道脾主運化，具有調節腸胃的功能，而所有跟腸胃有關疾病的治療之根本就是補脾胃。因此，腹瀉、嘔吐、胃炎等症狀，都可以透過按摩這個補脾的穴位，使症狀得到緩解和治療。**小兒腹瀉則可以將腹瀉貼貼在這個穴位上，效果比貼在肚臍還要好。

那脾俞穴在哪裡呢？脾俞穴是背俞穴，第 11 胸椎棘突下，旁開 1.5 寸，主要作用是調節脾的功能，治療腸胃疾病，包括腹脹、腹瀉、胃炎、便血等症。**補脾胃的按摩手法以推為主，用大拇指在脾俞穴下方 3 指處往上推 3 指處，推的過程一定要經過脾俞穴，此動作每天重複 100 下，長期堅持對調理腸胃、補脾臟非常有益。**

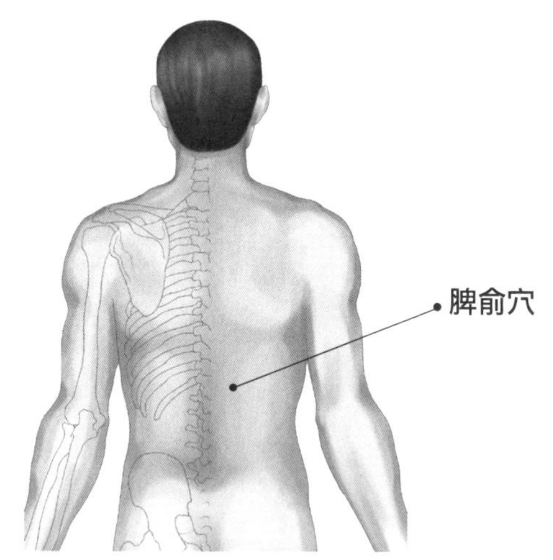

脾腧穴是補脾胃的穴位。簡單地說，按壓這個穴位就能把脾臟的濕熱給推送出去。

脾俞穴不僅是居家治療腸胃疾病的穴位，還是家中小孩補脾、治療小兒肌無力的穴位。**現在的小孩多貪吃零食，而油膩的零食、甜味的奶茶、碳酸飲料等則會給孩子的脾臟造成負擔，影響脾臟的運化能力，使肥膩、痰濕淤積在脾臟，久而久之就會形成虛胖體質，還會影響人的精神。**不少孩子到春天就犯睏，上學沒有精神，也有不少孩子吃飯後就想睡覺，造成學習效率非常低。很多家長聽到別人家的孩子也有類似情況也沒覺得多嚴重，認為反正孩子只要適當休息，這種症狀就會緩解。

事實上，這是肌無力的症狀，主要表現為肌肉無力，日重暮輕，活動後症狀加重，休息後症狀減輕。本病一般多發於兒童及青少年，女性患者多於男性，但是到了晚年後發病者又以男性居多。此病多侵犯眼肌、咀嚼肌、咽喉肌、面肌與四肢肌肉等。嚴重的肌無力會影響人們的正常生活，孩子們的肌無力則多表現為眼瞼腫，睜不開眼瞼，愛犯睏。這種情況透過按摩脾俞穴進行調理是再合適不過的了。**因為肌無力主要是因脾胃虛損所致。脾主肌肉，脾有了問題，肌肉自然會出問題。**

古醫書《靈樞・本神》記載：「脾氣虛則四肢不用。」《難經・十六難》也說：「怠惰嗜臥，四肢不收，有是者脾也，無是者非也。」因此，我們認為本病的發生主要是由於脾胃虛弱所致。脾為後天之本，氣血生化之源，主運化水穀，統血，主肌肉、四肢。脾胃虛損，運化無能，氣血生化之源不足，肌肉失養而成為痿症。有類似症狀的孩子多數會出現舌質淡，苔薄白，脈弱無力的表現，治療上就應該以健脾益氣、活血通絡為主。**如果在家裡進行自我治療，我會建議大家選取脾俞穴、中脘穴、血海穴、三陰交穴、足三里穴進行按摩或艾灸。**

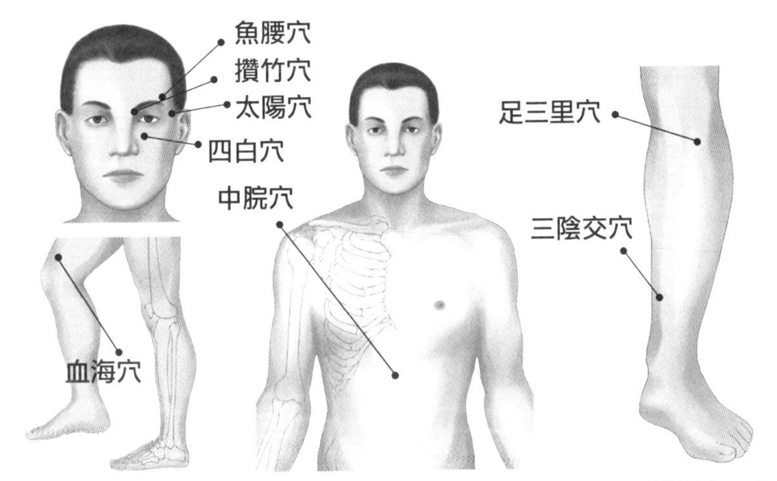

針灸脾俞穴、中脘穴、血海穴、三陰交穴、足三里穴，並配攢竹穴、魚腰穴、太陽穴、四白穴，治療肌無力，尤其是眼肌無力，效果明顯。

中脘穴位於人體的上腹部，前正中線上，即是胸骨下端和肚臍連接線中點，按摩此穴可刺激任脈，增強脾胃功能。血海穴在大腿內側，髕底內側端上 2 寸，當股四頭肌內側頭的隆起處，取穴時要保持屈膝姿勢，常按這個穴位能補血、提升脾臟運化血的能力，因為血海的「海」字所指的正是脾經上的血在此穴運化成海。三陰交穴在小腿內側，當足內踝尖上 3 寸，脛骨內側緣後方，我們可以正坐屈膝成直角來取穴。足三里位於外膝眼下3寸（約4橫指），脛骨外側約 1 橫指處。這 2 個穴位同樣是調理脾胃的穴位，具有補脾去祛濕、通經活絡的功效。按摩這組穴位宜用大拇指各揉壓 5 分鐘或各艾灸 10 分鐘。

除此之外，**家中的老人如果屬於脾虛型失眠，也可以找脾俞穴幫忙**。中醫認為老年性失眠的誘因有多種，其中脾虛正是其中一種誘因。人體脾虛則生血無源，血源缺失就會造成腦失養，從而引起失眠、心悸等症。那麼，如何判斷自己是否屬於脾虛型失眠呢？**通常脾虛的人都有以下特點：舌質淡、苔薄白、脈弱無力、體型虛胖、肌無力、偏懶惰、常便秘。如果你的症狀符合上述 2 點或以上，說明你有可能屬於脾虛型失眠。**

老年人治療脾虛型失眠可以取脾俞、神門、百會、安眠和三陰交穴來進行按摩和艾灸。脾俞穴是補脾的，這裡就不再多說。神門穴是手少陰心經的穴位之一，位於腕部，腕掌側橫紋尺側端，尺側腕屈肌腱的橈側凹陷處，主治心煩失眠、心悸、健忘等症。安眠穴在翳風穴與風池穴連線的中點，顧名思義，具有安眠的功效。百會穴和三陰交穴之前已經介紹過，不再詳細講解。每穴各揉 3 分鐘，每天堅持 1 ～ 2 次，長期堅持可見到療效。

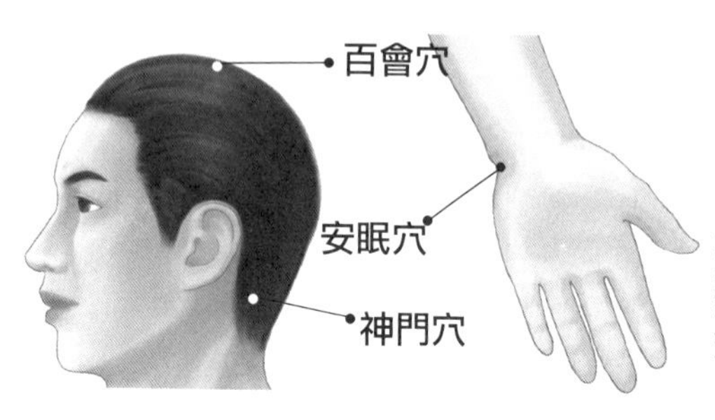

上述穴位配以脾俞及三陰交穴，相當於人體內的安眠藥，對治療老年人的脾虛型失眠，效果佳。

腎俞

老年人保健的專屬穴位

| 穴位小檔案 |

穴位名：腎俞
功效：補腎益氣。
適應證：腰痛、腎臟病、高血壓、低血壓、耳鳴、精力減退等症。
用法：按摩，每次 3 ～ 5 分鐘，每天 2 次；艾條灸，每次灸 10 ～ 15 分鐘。

多數老年人將聽力下降都視為正常現象，但有一位老爺爺找到我時，告訴我他是剛發現自己聽力減退，所以趕緊到醫院來看看，先從症狀輕的時候治起，他不想以後聽不到別人跟他說話，這樣會覺得生活很沒意思。

我聽完老爺爺的描述，又為他做了診斷，結果發現這位老爺爺的耳聾還是屬於老年性機能退化所致，其根本原因是腎氣衰退。於是，我為他選取了腎俞穴，再搭配聽宮、神庭、百會等穴，為他針灸治療以提升他的聽力。進行了為期 1 個月的治療後，我吩咐老爺爺以後在家裡要經常按壓腎俞穴保養自己的腎。有些人可能疑惑了，為什麼老爺爺聽力不好，我卻讓他按腎俞穴呢？別急，我們先來了解這個穴位。

腎俞穴是背俞穴之一。**背俞穴是集結五臟六腑之精氣的穴位，是具有調節臟腑功能、振奮人體精氣神的穴位**。明代醫書《類經》中就有此記載：「十二俞皆通於臟氣。」我們知道背俞穴全部分佈在背部上，與各個臟腑的位置也基本對應，而腎俞穴所處的位置與腎臟所在部位也是對應的，是腎氣疏通出入之處。因此，腎俞穴有著非常重要的保健作用。

而中醫認為：「腎主藏精，開竅於耳。」這說明耳是腎的外部表現。《素問・上古天真論》云：「腎者水臟，主津液。」這是說，**腎有調節體內水液代謝的功能，而我們的腎恰恰就透過這個「主水」功能，對聽覺產生影響。所以，這個穴位除了能補腎、治腰痛之外，還能治療跟耳疾相關的病症，包括耳聾、耳鳴等。**

腎俞穴的位置也很好找。腎俞穴在腰背部，第 2 腰椎棘突下，旁開 1.5 寸處。找這個穴位我有個簡單易行的方法：**人體背部與肚臍眼正對的位置就是第 2 腰椎，在第 2 腰椎棘突下向左或者向右量取 1.5 寸，也就是 2 個手指的寬度處即是**。按摩這個穴位的時候，我們可以**取筆帽在腎俞穴上，進行點陣式按壓，每天按壓 2 次，每次按壓 5 分鐘。**

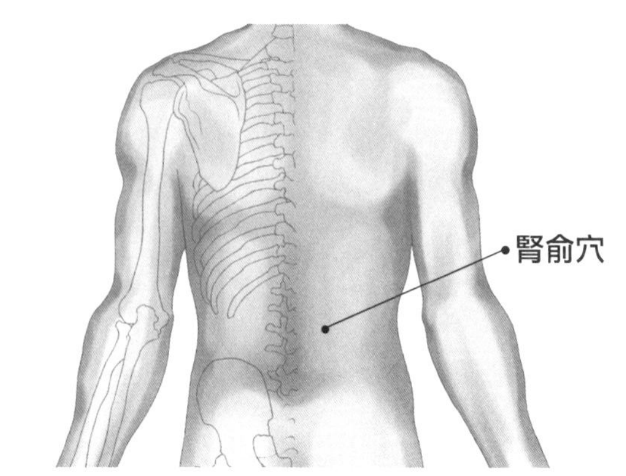

腎俞穴是腎的背俞穴，能夠調動腎臟元氣，壯腰益腎。

腎俞穴是老年人專屬的保健穴位。中醫認為，養生保健以「養腎為先」。腎中精氣的盛衰決定著機體的生、長、壯、老、死。很多疾病的發生，尤其是久治難愈的慢性病，都是由腎氣衰退引起的。各類慢性病人群，尤其是 40 歲以上的中老年人和更年期女性，「腎虛」的症狀更是日益明顯。古典醫籍記載：「年四十而陰氣（腎精）自半」。所以，**步入中年的男性和更年期的女性也要注重腎的保養，**一旦步入腎虛的行列就有可能誘發腰膝酸痛、眩暈耳鳴、失眠多夢、男子遺精、婦女經少經閉或崩漏、形體消瘦、潮熱盜汗、五心煩熱、畏寒肢冷、精神萎靡等症，所以把腎給養好很關鍵。

腰為腎之府，由於腎俞穴屬於膀胱經，膀胱經與腎經相表裡，刺激膀胱經上的腎俞穴能有調節腎經的作用；加上腎俞穴是腎的背俞穴，是腎氣輸注的地方，所以腎俞穴是補腎的首選穴。在這裡，我接下來講述 3 種利用腎俞穴，來達到補腎目的的養生方法。

第一種方法自然是按摩，上文已經講過就不再重複。當然，在日常生活中，除了用圓珠筆帽揉壓該穴，**還可以以拳頭或者按摩棒敲擊該穴，揉壓和敲擊交替，每天各進行 5 分鐘，長期堅持可收到補腎的效果。**第二種方法是艾灸。患者取俯臥位，請親友將艾條點燃的一端，靠近腎俞穴艾灸（一般距皮膚約 3 公分），至有溫熱舒適感覺時固定不動，灸至皮膚稍紅即可，一般灸 10 ～ 15 分鐘，隔日 1 次，每月灸 1 ～ 2 次，3 個月為一個療程。第三種方法是熱敷，適合腎陽虛的人。此類人經常手腳冰冷，比常人更容易怕冷。**熱敷該穴位可取新鮮艾草半斤煮成一鍋水，用毛巾蘸藥汁熱敷腎俞穴，反覆 5 ～ 10 次，剩下的藥汁待涼至 40℃用於泡腳。泡腳的時候，手也別閒著，可以在還溫熱的腎俞穴處進行揉壓按摩，**次數不限。

命門

人體長壽之大穴

｜穴位小檔案｜

穴位名：命門
功效：滋陰補腎，強身健體。
適應證：腰痛、腎臟疾病、夜啼哭、精力減退、疲勞感、老年斑、青春痘等。
用法：按摩，每次 3 ～ 5 分鐘，每天 1 次。

剛剛步入 40 歲的林女士是一家外資銀行高階主管，常年出差加班的她有手腳冰冷的毛病，到了冬天更是全身冰涼。後來，林女士的問題變得越來越嚴重，甚至出現閉經的情況，這才迫使她不得不放下手頭的工作找到我。

林女士對我說明身體情況後，我先向她講解了女人保養身體的重要性。女人到了 40 歲，身體機能會逐步下降，這個時候一定要注意多休息、多鍛鍊，要保持良好的心態，還要注意飲食均衡，否則身體就有可能出現疾病，容顏過早衰老，甚至提前進入更年期。近些年，隨著生活節奏加快，婦女的閉經年齡已經比 10 年前提早了 3.5 年。這是個令人擔憂的問題。因為閉經就意味著身體提早進入老齡化的狀態。

聽到我的分析後，林女士表示自己會擠出時間積極接受治療。我則立即為她制定了系統的針灸方案，並教她保養的方法：我囑咐林女士每天晚上搓熱雙手，再用掌心搓熱兩腎，以及兩腎之間的命門穴。林女士按照我的醫囑，每天按時來針灸，放下了手中部分工作，減少餐桌應酬，並且每晚入睡前都按時按摩兩腎和命門穴。

1 個月後，林女士感覺平日裡經常出現的腰腿酸軟的症狀明顯有了改善，整個人的精神也好了很多。在接受治療後的第 3 個月，林女士的月經開始恢復正常，晚上手腳也不再冰涼了。根據林女士的恢復情況，我判斷她可以停下針灸治療了，只提醒她往後生活、工作、作息中需要注意的問題，特別是空閒的時候還是要堅持按摩命門穴。林女士很好奇，因為一直以來按照我的醫囑按摩命門穴之後，確實明顯感受到晚上入睡踏實舒適了許多。

命門穴為何如此神奇呢？**命門穴屬督脈，為人體的長壽穴位**。督脈與腎氣相通，腎主生殖，故此督脈與人的生殖功能有關。**而作為督脈上的大穴，經常按壓命門穴，對促進各臟腑的生理活動具有重要意義，尤其是人的生殖系統。而林女士的閉經問題就屬於生殖系統的疾病，用命門穴來治療可謂是恰如其分**。明代醫學家張景嶽認為：「命門主氣，人體之氣乃養生之根本，氣衰則弱，表現四肢寒冷、早衰早洩……」所以，手腳冰冷的症狀，可以透過按壓命門穴來得到緩解和治癒。**命門穴在人體第 2 腰椎與第 3 腰椎**

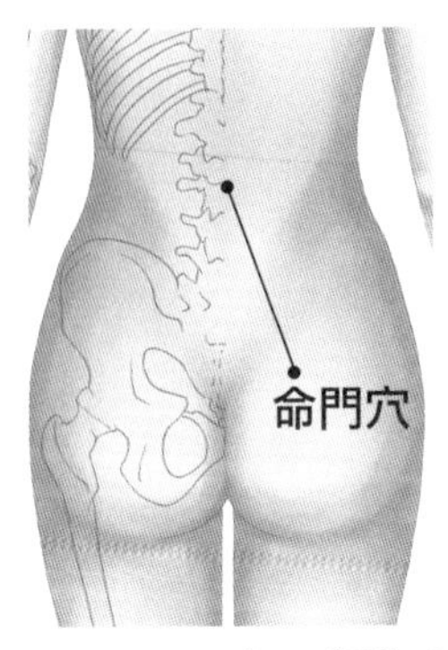

按壓命門穴不僅能治療手腳冰冷、月經不調的症狀，還能治療虛損腰痛，頭暈耳鳴和一切生殖疾病，包括遺尿、尿頻、早洩、赤白帶下、流產等症。

棘突之間。取穴時，坐直，用手指沿著後背的脊椎，由下往上數第 2 腰椎棘突下凹陷處即是。長期睡前搓熱掌心揉壓該穴 5 分鐘對人體是有非常大的裨益的。

既然我把命門穴說得這麼好，那麼作為家庭支柱的男人自然不能放過這個穴位。對於中年男人來說，要想意氣風發、精神抖擻就要好好保護好自己的腎。我們知道，腎為先天之本，有藏精主水、主骨生髓的功能，人體隨著腎氣的逐漸旺盛而生長發育，直到成熟。換句話說，腎氣充盈，人則精力充沛，筋骨強健，步履輕快，神思敏捷。而命門穴屬督脈，**經常按壓它能有溫腎壯陽的功效，所以，男人想要精神好、顯年輕就要多用大拇指按壓命門穴，每天 1 ～ 2 次，每次 3 ～ 5 分鐘。**

除此之外，中醫還認為命門屬督脈，藏有男性生殖之精，按摩、艾灸、針灸命門穴可以打通督脈上的氣滯點，加強與任脈的聯繫，促進真氣在任督二脈上運行，從而有溫腎壯陽的功效，對治療男性的陽痿、遺精等生殖系統疾病具有積極的療效。**也可在睡前取命門穴為主穴，搭配商陽、關元、三陰交和湧泉穴進行按壓。**

商陽穴位於食指尖端橈側指甲旁，刺激該穴具有強精壯陽之效。關元穴位於臍下 3 寸處，屬於任脈上的穴位，而「任脈」是與人體生殖系統關係最密切的一支經脈，刺激關元穴可以促進任脈的暢通，從而有提升性功能的效果。三陰交穴，則是肝經、脾經、腎經三條陰經交會之處，位於內踝尖上的3寸處，脛骨內側面後緣處。臨床上，針灸該穴主治遺精、陰莖痛、小便不利、睪丸縮腹等，是用來治療男子性功能障礙最常用的穴位之一。因此，經常用手指按摩此穴也可以增強男子性功能。湧泉穴位於足掌心，屬於足少陰腎經，刺激該穴具有溫腎壯陽的功效，有助於提升男子性功能。

作為長壽的大穴，**命門穴還可以緩解不少老年性疾病，讓老人健康地安享晚**

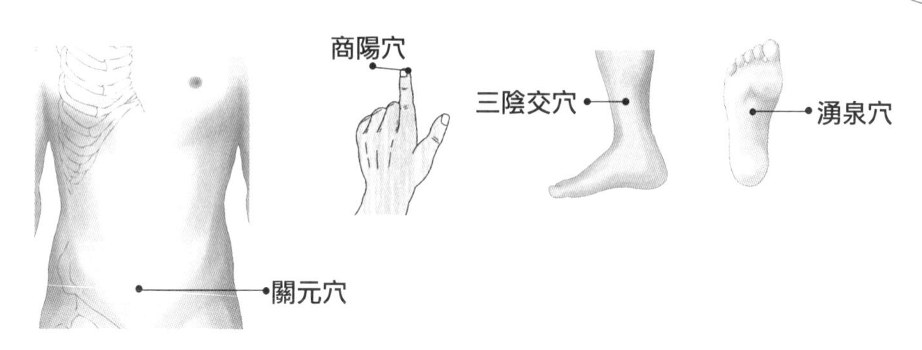

以上各穴，每晚睡前揉壓 3 ～ 5 分鐘，每 3 晚休息一晚，一般半個月左右就可以見其療效。

年。隨著年齡的增長，老年人的身體機能不斷在退化，經常出現頭暈眼花、耳鳴耳聾、腰骨酸痛等症狀。而這些症狀很多都是腎氣衰退引起的。上文提到過命門穴與腎氣相通，經常保養命門穴就能有補腎、提升人體正氣的功效，就跟「保命」一樣！所以，**我建議老年人可以經常用後背對著太陽，氣溫允許的時候只穿一件薄衣曬後背**。曬後背的時候，意念要集中，要感覺到太陽的光、能、熱源源不斷地進入命門穴，以感到命門穴發熱為宜，**通常情況下春秋季可曬正午的陽光約 20 分鐘，夏季則曬八九點的陽光約 15 分鐘，冬季則可在陽光較強烈的時候曬 30 分鐘**。此方法非常簡單，老年朋友們每天都可以堅持在家裡的陽臺上曬後背的命門穴，如果當天沒有太陽也可以用手作拳頭狀，敲打命門穴 100 下。

神堂

補心散心熱的最佳藥方

｜穴位小檔案｜

穴位名：神堂
功效：補心去火。
適應證：支氣管炎、哮喘；背肌痙攣、肩臂疼痛、心絞痛、胸悶等。
用法：按摩，每次 3 ～ 5 分鐘，每天 2 次；艾條灸，每次灸 15 ～ 20 分鐘。

親戚裡有個姨婆，雖然快 80 歲了，可是身體依舊非常健壯，唯一的毛病就是胸悶。這位姨婆經常覺得氣不夠用，呼吸很費力，嚴重的時候就感覺自己的胸口被石頭壓住一樣，非常難受。因為姨婆有胸悶的毛病，所以平日也不敢走遠，怕發生意外時身邊沒有人。為此，姨婆非常苦惱。

後來，姨婆透過親戚輾轉聯繫到了我，我仔細診查了姨婆的身體，對她闡明了胸悶的原因。胸悶是一種胸部有悶脹及呼吸不暢感的症狀，是心、肺、腎臟腑功能失調所引起的。中醫認為「肺主呼吸，腎主納氣」，也就是說肺和腎良好的生理機能對於人體的呼吸有著非常重要的作用。如果腎虛，則腎不能統攝、受納肺所呼吸的氣，呼吸之氣不能下達到腎就會導致呼吸的節奏深淺不一，也就是我們說的輕度氣喘。而當所吸入之氣在胸部停滯，氣流動不暢通，鬱結在胸中，這樣就會導致胸悶。

針對姨婆胸悶的狀況，我制定了一套完整的調治方案，調治的主要手段當然是我最推崇的針灸。我讓姨婆每周到我門診做 2 次針灸治療，並為她開了一些補心肺的藥物。第一次針灸結束後，我還特別告訴姨婆，在她閒著沒事做的時候，要多按摩一下補心、外散心熱的奇穴——神堂穴，這對改善姨婆胸悶的症狀非常有好處。1 個多月後，姨婆胸悶的症狀得到了明顯的改善，胸悶的次數也在慢慢減少。姨婆和她的家人都很高興，我也替他們感到開心，我對姨婆說，以後如果身體沒有什麼不舒服的地方，就可以不用來我這做針灸治療了，但是良好的飲食和作息習慣是一定要保持的，特別是要好好利用神堂穴。

為什麼我要囑咐姨婆要好好使用神堂穴呢？神，心神也，心氣也。堂，古指宮室的前面部分，前為堂、後為室，堂為陽、室為陰。加起來的意思是指神堂穴包藏著心室的陽熱之氣，所以針灸、按摩神堂穴可以補心氣之不足。**胸悶、氣提不上來就是因為氣滯於心，心無力使氣提不上來，因此要按壓神堂穴。**

而據《針灸甲乙經》上的記載：「肩痛胸腹滿，……神堂主之。」可見，針灸神堂穴對人的心臟有益處。從經絡學上看，神堂穴所在的膀胱經，下行交會於大椎穴，再分左右沿肩胛內側，脊柱兩旁到達腰部，絡腎，且交於足少陰腎經。經常按摩神堂穴，能使腎的功能保持正常的狀態，從而能對氣體有效地統攝和受納，使吸入之氣下達到腎，減少了胸中鬱結之氣。

那麼神堂穴在哪裡呢？根據《針灸甲乙經》記載，該穴位於人體的背部，當第 5 胸椎棘突下，旁開 3 寸，主治咳嗽、氣喘、胸悶、脊背強等症。按摩的時候可以請親友代勞，根據圖示找到該穴，然後用大拇指順時針揉按該穴 300 下，每天 1 ～ 2 次。

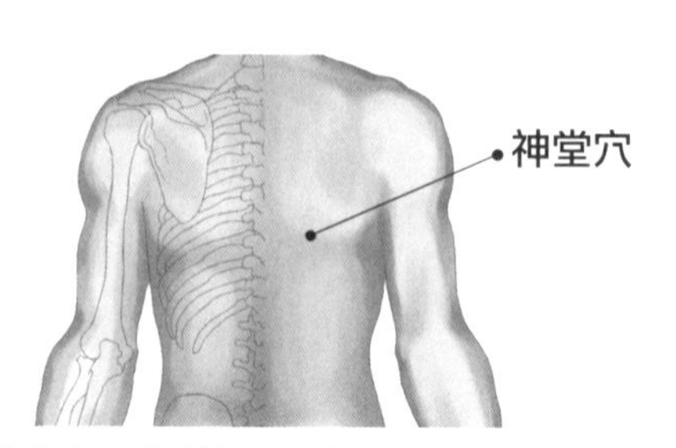

經常刺激神堂穴，有利於肺發揮正常的呼吸功能，胸悶的症狀自然能得到緩解。

其實**神堂穴不僅是姨婆這樣的胸悶患者的救星，也是治療小兒咳嗽的要穴。**小兒咳嗽是常見的急性呼吸道傳染病，發病時間長，容易反覆。由於孩子不宜食用過多藥物，所以我經常建議家長為孩子按壓神堂穴。中醫認為小兒脾虛生痰，上貯於肺，使肺部的氣息不清正，故而產生咳嗽。嬰幼兒患上咳嗽病，如果得不到正確的治療，就容易產生窒息、肺炎、腦病等併發症，非常危險的，所以家長們應該要多加重視。

如果家裡有小兒患上咳嗽病，家長就可以利用神堂穴，來幫助孩子減輕咳嗽的症狀。**因為該穴位有外散心室之熱的功用，常按可使孩子肺熱生痰的症狀得到較大改善。**在找到神堂穴之後，父母可以幫孩子按摩，讓孩子寧神休息，緩解緊張和煩躁不安的情緒，孩子咳嗽的現象慢慢地會有所減輕。加上一些藥物的治療，孩子的咳嗽會很快治好的。

如果孩子的咳嗽比較嚴重，那麼家長可以取神堂穴、肺俞穴、天突穴和厥陰俞穴來為孩子進行治療。肺俞穴在背部，第3胸椎棘突下，旁開1.5寸。肺主一身之氣，俞，意為「輸」，有轉輸經氣的意思。所以，按壓肺俞穴就具有調補肺氣，補虛清熱的功效。這個穴位主治呼吸系統疾病及與氣有關的疾病，對咳嗽尤其有效。天突穴位於人體的頸部，當前正中線上，兩鎖骨中間，胸骨上窩中央。厥陰俞穴位於人體的背部，第5胸椎棘突上方，左右2指寬處（約2公分左右）。這2個穴位都是治療咳嗽的常用穴位。家長可以取各穴用大拇指各按摩5分鐘或艾灸15～20分鐘為孩子治療小兒咳嗽症。

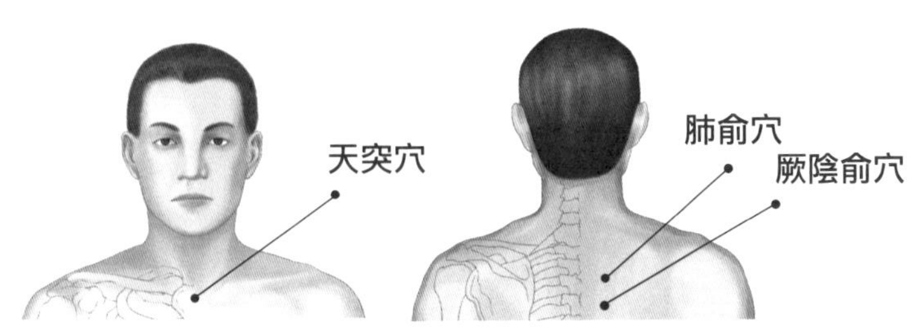

上述穴位與神堂穴一同按揉，對於較嚴重的小兒咳嗽患者而言，效果更佳。

神堂穴除了能治療孩子咳嗽，還對老年性氣喘有幫助。中醫上認為，脾主運化，位居中焦，是氣機升降之樞紐。**如果患者出現脾虛之症狀，則不能運化水濕，聚濕為痰後，浸漬於肺部，最終影響了氣息的暢通運行，形成氣喘的症狀**。氣喘患者的支氣管很脆弱，極易產生過敏症狀，只要受到一點刺激就會有反應。而支氣管受到刺激後會引起收縮、支氣管黏膜腫大等現象。經過一連串的作用之後，支氣管的內徑會變得非常狹窄。由此引發的現象就是，只有極少數的空氣可以通過，最終導致氣喘的產生。

這時，老年人可以依照上述方法找到神堂穴的位置，並同時按揉膻中穴，就能有效緩解和控制氣喘現象的產生。膻中穴在前正中線上，兩乳頭連線的中點，主治胸悶、胸部疼痛、心悸等症。

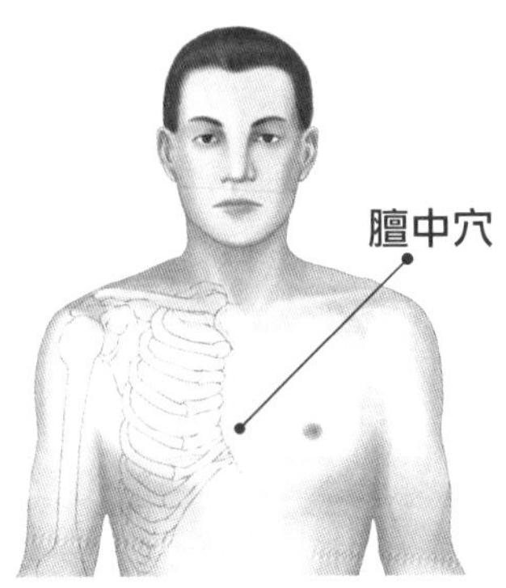

老年人可隨時按揉膻中穴和神堂穴，可宣肺理氣，有效緩解氣喘症狀。按揉膻中穴力道應稍輕些。

長強

通經止痛的養生保健穴

｜穴位小檔案｜

穴位名：長強
功效：通經止痛。
適應證：腰疼，脊強反折，腰脊，尾　部疼痛，痔瘡，脫肛，泄瀉，痢疾，便秘，便血，腸炎，腹瀉，脫肛等。
用法：按摩，每穴 3 ～ 5 分鐘，每天 2 次；艾條灸，每穴灸 15 ～ 20 分鐘。

趙太太是一名家庭主婦，由於長期操勞家務而有了腰痛的毛病。後來趙先生聯繫了我，跟我預約了時間，並帶著趙太太如約來找我看病。我聽完趙太太的詳述，認真替她做了診查，並告訴她腰部疼痛的原因。腰痛是一個常見的症狀。中醫認為腎虛則腰痛，腰為腎之府。腎主骨、生髓，腎精虧損，則腰脊失養，致酸軟無力，其痛綿綿。趙太太人過中年，臟腑功能下降，加上長期勞累致使腎精虧隨，久而久之腰痛就產生了。

針對趙太太的身體狀況，我制定了一套完整的調治方案。腰痛，用針灸的療效最佳，所以我讓她每周到我門診做 2 次針灸治療，並讓她對日常的生活勞作方式做調整，儘量多休息。此外，我還特別告訴她，在休息的時候，要多按摩一下通經止痛的奇穴——長強穴，這對緩解腰部疼痛的症狀很有好處。

趙太太是個很聽話的病人，堅持每周都來找我做針灸治療，趙先生也堅持每天都給趙太太按摩長強穴。1 個月後，趙太太腰部酸痛的症狀得到了很明顯地緩解，腰痛的次數和時間逐漸減少，到最後腰痛的現象不怎麼出現了。結束治療後，我對趙太太說，要多注意休息，長強穴還是要繼續按摩，因為能有防治腰痛的效果。

長強穴，光看名字按摩此穴有使人強壯、強大的意思。古典醫籍還稱長強穴是一個「迴圈無端之謂長，健行不息之謂強」的穴位。這句話的意思是說人體的氣血是迴圈不息的，新陳代謝就在這迴圈運行之中完成，而長強穴就參與其中。我們知道，**氣血運行正常的話，人體的健康就能夠得到保證；氣血在哪個地方不通暢，哪個地方就會產生血瘀、疼痛，正所謂「痛則不通」。而長強穴位於脊骶端（即尾骨端），就是我們通常說腰酸的地方。因此，長按此穴能促使該處的氣血通暢，緩解腰痛的症狀。**

長強穴位於尾骨端與肛門之間，**取穴的時候取跪俯姿，用手順尾骨的尖端往下摸，在尖端和肛門連線的中點處即是**。日常按摩此穴的方法**以掌心順時針揉按為宜，每次揉壓 100 下，每天 2 次**，配合熱敷效果會更明顯。

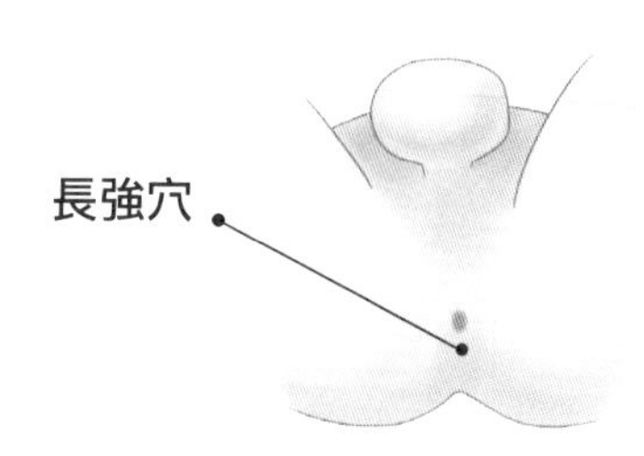

長強穴屬於督脈，任脈也由此經過，常按長強穴能刺激任督二脈，促進氣血循環之餘，還能強身補腎。

父母也要注意了，經常按摩長強穴能夠輔助治療小兒脫肛的病症。小兒脫肛是指小兒肛管直腸甚至部分結腸移位下降外脫。據《諸病源候論》卷五十中記載：「小兒患肛門脫出，多因痢久腸虛冷，兼用軀氣，故肛門脫出。」在生活中，孩子如果飲食紊亂、攝入過多寒涼就會導致氣血不足，加之作息時間的不規律，久泄久痢之後就容易誘發脫肛病症的發生。所以，**家裡的寶寶如果有腹瀉的情況，父母要注意多按摩孩子的長強穴，可以有預防脫肛的效果。**至於有脫肛症狀的小兒，父母則可以每隔 4 個小時，就幫孩子順時針揉壓該穴 2 ～ 3 分鐘以達到輔助治療的目的。

我們知道捏脊椎是治療小童、嬰幼兒消化系統疾病的一種方法，而捏脊的起點就是長強穴。**家裡有小童、嬰幼兒的家長也可以用食指和拇指輕輕捏起孩子一小褶肌肉，沿著孩子的長強穴向上一直捏到後頸處。**此舉可以提升孩子體內的陽氣，符合中醫「長強為純陽初始」的說法，同時還能促進孩子對食物的消化、提高孩子的食欲、緩解腹瀉等症。（操作手法可參見 P.64 圖示）

長強穴不僅是兒童的保護穴，還是不少成年人防治痔瘡的保健穴。我們知道現代人由於工作過多的原因，一些人每天至少保持坐姿 8 個小時。**長期保持坐姿就容易使肛門部肌肉彈性下降，收縮力減弱，直腸黏膜下滑，久而久之，導致痔瘡。**加之機體失調，飲食不當更容易加重痔瘡症狀。目前，痔瘡這個疾病已經是發病率非常高的疾病，而且任何年齡均可發生，故有「十人九痔」之說。所以，**久坐的上班族應該積極利用好長強穴，防治痔瘡。夫妻可以在每晚睡前為對方揉壓該穴 2 ～ 3 分鐘以達到預防痔瘡的目的。**

之前我們已經說過，百會穴是調動身體諸陽的穴位，而中醫認為痔瘡多由氣虛產生，因此按壓百會穴能夠有提升體內陽氣的功效。按摩會陽穴和承山穴則主要有透過刺激膀胱經促進腸氣的目的。長強穴、飛揚穴和二白穴則本身具有提升機體內氣和治療痔瘡的功效。因此，痔瘡患者可以透過按壓該組穴位各穴 3 ～ 5 分鐘或艾灸各穴 10 分鐘來達到治療痔瘡的目的。

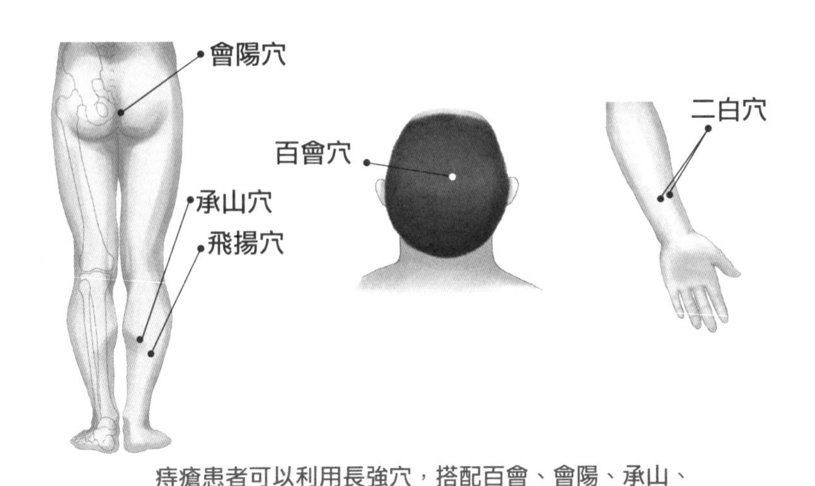

痔瘡患者可以利用長強穴，搭配百會、會陽、承山、飛揚、二白穴來治療痔瘡。

當然，長強穴的功效還不止於此，**經常按摩它對於輔助治療老人的便秘病症亦有較為明顯的效果**。隨著年齡的增長，老年人的身體便會出現一些問題。老年人的新陳代謝速度減慢，平常的食量可能很少，加上活動量不多，很容易導致便秘的產生。老年人的消化系統本來就很脆弱，不能和年輕人相比，這無形中也造成便秘的發生。就正常水準而言，一般每天大便 1 ～ 2 次才是健康指標。要是幾天才大便一次，那麼積攢在體內的垃圾會越來越多，廢物無法及時排出體外，就會讓身體正常的生理機能受損，產生一系列的健康問題。便秘雖然看著不是什麼大病，長時間下去，不能使身體內的物質進行置換和排泄，所產生的後果是不堪設想的。

其實不只是老年人，很多中年人也是便秘患者，這嚴重威脅著人們的身體健康，所以大家一定要重視便秘對身體的負面影響。**在日常的生活和飲食中，可以多喝水，多吃一些通便潤腸的水果，如香蕉、桃、火龍果等，更重要的是要經常按摩長強穴，這個方法對治療便秘有非常明顯的效果**。只有體內的垃圾、毒素輕鬆排出體外了，人們的身體才會更加暢快，整個人的精神也會更好。

第四章

胸、腹部穴位

人體胸、腹部穴位，多為人體臟腑經絡之氣輸注於體表的部位，是針灸醫治疾病的影響點與反應點。胸、腹部的穴位多對應五臟，對胸腹部的穴位加以刺激，激發它們的自救潛能，去提醒、改善內在的臟腑，從而進一步提高它們的防禦功能和狀態，可以有調養全身的作用。

膻中

治療心病的大穴

｜穴位小檔案｜

穴位名：膻中
功效：行氣、解鬱、通乳。
適應證：胸悶、氣短、胸痛、心悸、咳嗽、氣喘、乳汁少、乳癰、嘔吐等。
用法：按揉，每天 2 次，每次 3 ～ 5 分鐘；用艾條溫和灸，每次灸 15 ～ 30 分鐘，每天 1 次。

有一次受邀去杭州參加養生保健講座，有段互動時間，讓台下的聽眾提問，我來作答。有一個 40 多歲的中年女性，站起來說：「李老師，最近我總是感到胸悶、氣短，還心悸、失眠，您幫我看看到底是怎麼回事？」我問她：「最近有什麼不愉快的事發生了嗎？」她說就是被老公氣的，一生氣就胸悶，感覺氣上不來，憋氣難受，問我有沒有救急的小方法，我告訴她，當出現這種情況的時候，就用自己手的大魚際上下來回搓兩乳中間的膻中穴，按摩這個穴位就能緩解胸部不適，而且立竿見影。講座後，這名患者要了我的電話。10 來天過後，她打電話告訴我：「李大夫，您那招真靈，我憋氣的時候就搓膻中穴，就沒那麼難受了，比速效救心丸都管用。」我哈哈大笑，告訴她這就是穴位神奇的地方，我還勸她，凡事都要看開一點，心態好了，身體自然就好了。

膻中穴屬於奇經八脈中的任脈，是在胸部的兩乳之間。它又是八會穴中的氣會，能夠理氣、止痛、解鬱，所以**當出現心煩、心悸、胸悶的時候不妨來回搓膻中穴**，效果是非常好的。

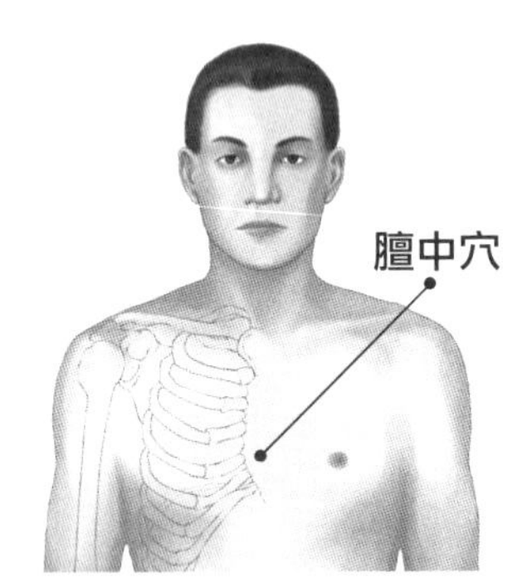

膻中穴是治療心病的大穴。

有一天半夜，我鄰居大嬸的氣喘病犯了，她的兒子跑過來找我，因為咳喘得太厲害，所以希望我能幫她救救急，我過去一看，大嬸都喘得上不來氣了，臉色煞白，我趕緊按壓她胸前的膻中穴，幾分鐘後，大嬸氣喘的症狀就好多了。為什麼按壓膻中穴？因為膻中穴有寬胸順氣的作用。

《黃帝內經》說：「膻中者，為氣之海」、「臣使之官，喜樂出焉」，即膻中穴是容納一身之氣的大海。所以，按摩此穴，可以打開「氣閘」，讓全身之氣通行無阻。所以如果家裡有誰平時容易出現咳喘、胸悶、氣短的症狀，就可以找膻中穴幫忙。

按壓膻中穴還能有生津增溢的作用，所以它能促進乳汁分泌，用它催乳的時候可以和肩井穴一起配伍使用。按摩完肩井穴就再來按摩膻中穴。每個穴位 3 ～ 5 分鐘，每天 1 ～ 2 次。

膻中穴不僅可以催乳，它還能治療女性的急性乳腺炎。急性乳腺炎就是致病菌侵入乳腺並在其中生長繁殖所引起的乳腺急性化膿性感染，表現為乳房疼

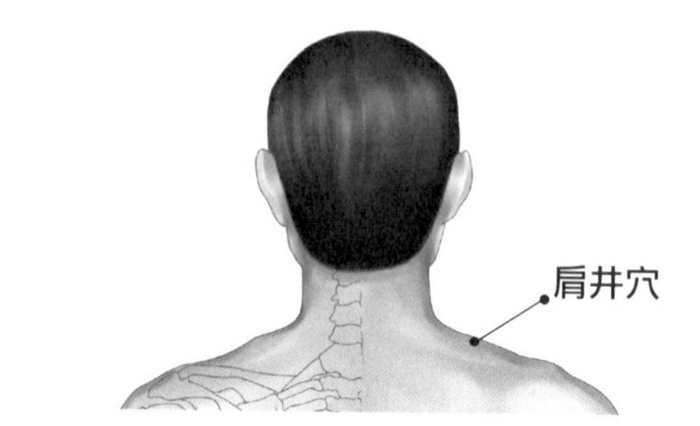

肩井穴屬於足少陽膽經，能夠理氣散結，活血化瘀，
是中醫大夫治療乳腺疾病的經驗效穴。

痛、紅腫、局部皮膚發熱，甚至化膿、潰爛，個別患者還會出現畏寒、發燒等症狀。急性乳腺炎是哺乳期最常見的一種乳腺疾病，並且它有 2 個發病高峰：第一個在產後 3 ～ 6 周，另一個在產後 6 個月。得了急性乳腺炎可以單獨用膻中穴治療。用針刺放血和拔罐的方法。先用三棱針或者採血針在膻中穴上針刺，然後用小火罐拔出 15 毫升左右的血；也可以用採血針直接採處 15 毫升左右的血。這個方法對急性乳腺炎初期的腫塊有較好的消腫效果。

膻中穴還能治療胸脅痛。胸脅痛是比較常見的疾病，不一定是女性，男性也可能有這種病，多表現為一側或者兩側肋脅部疼痛，肝炎、肝硬化、肝癌、膽囊炎、膽石病等肝膽病變以及肋間神經痛都會引發脅痛。**治療脅痛，我們也可以找膻中穴，因為它是八會穴中的氣會，可以行氣、解鬱、止痛。我們採用艾灸的方法來調理，用艾條溫和灸，每次灸 15 ～ 30 分鐘，每天 1 次，5 天 1 個療程，如果 5 天內不能痊癒，隔 2 天後再進行第 2 個療程。**順便再說一下，膻中穴還能止住打嗝，當你打嗝不止的時候，用手指在膻中穴部位進行按壓，先輕後重，3 分鐘左右就可以止住打嗝。

中脘

保養胃部健康的萬能胃藥

|穴位小檔案|

穴位名：中脘
功效：健脾和胃、補中益氣、和胃降逆。
適應證：胃痛、嘔吐、呑酸、腹脹、飲食不化、泄瀉、黃疸、咳嗽痰多、癲癇、失眠等。
用法：雙手疊加放在中脘穴的部位，然後向下壓，接著做順時針或者逆時針按揉，按摩3～5分鐘；用艾條溫和灸，每次15～30分鐘，每天灸1次。

我以前遇到過這樣一個女孩子，為了追求苗條的身材，天天不吃主食，每頓飯就吃點菜，而且也不多，這樣過了1、2個月，胃痛的毛病就開始找上她了。有一次痛得非常嚴重，都走不動了，結果就被朋友送到醫院，經過一番檢查，醫生說是胃癱瘓。這是什麼病呢？就是胃腸功能不好好工作了，不蠕動了，因為你不吃東西，胃就慢慢癱瘓了，不好好工作了。

醫生也沒什麼特別好的治療方法，給她開了一些藥，告訴她以後要好好吃飯，這個女孩子回家就按時吃藥，按時吃飯，可是吃了藥就不痛，不吃藥胃痛的毛病還是會犯。她透過朋友的介紹找到了我，問我有什麼好的辦法可以幫助她治療這個病。我了解了一下情況，並做了檢查，接著制定了一套適合她的針灸治療方案，還告訴她在治療期間，回家沒事的時候就按摩中脘穴。這個女孩子按照我教的方法去做了，結果用了大約1周的時間，她的胃就不痛了，直到現在胃也一直好好的。這個女孩子之所以能這麼快治好胃病，不僅是因為她積極配合治療，還要感謝一個穴位，那就是中脘穴。

中脘穴是任脈上的穴位，具有健脾和胃、補中益氣之功效，主要治療脾胃的問題，大多數胃病它都能治療，可以說中脘穴是「萬能胃藥」了。

這是為什麼呢？有三個方面的原因。首先中脘穴所在的位置就是胃的位置，它離胃很近；其次，中脘穴還是胃經、小腸經、三焦經和任脈的交會穴，管理好這個穴位，胃、小腸和三焦部位全部都能調理好；第三，這裡還是八會穴的腑會穴，也就是說六腑的病，都可以針灸這個穴位。那麼這個穴位在哪呢？**中脘穴在人體的上腹部，前正中線上，當臍中上 4 寸**。對於中脘穴的刺激，既可以選擇按摩的方法，也可以用艾灸的方法。按摩的方法是：**雙手疊加放在中脘穴的部位，然後向下壓，接著進行旋轉揉，順時針或者逆時針都可以，按摩 3 ～ 5 分鐘**。艾灸的方法是，用艾條溫和灸，每次 15 ～ 30 分鐘，每天 1 次。

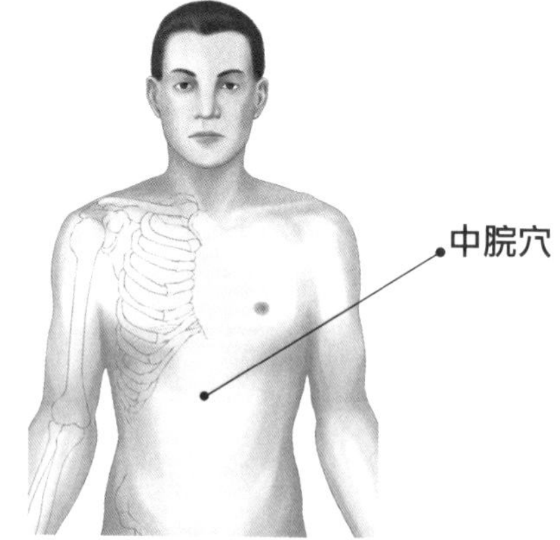

中脘穴是治療胃腸疾病中十分重要的穴位，在胃痛時採用指壓法按摩中脘，效果更佳。

脾胃的問題大概分為兩種，一種情況是因為虛造成的脾胃差，另外一種情況是脾胃堵塞，比如現代人大吃大喝，暴飲暴食，結果吃進去的食物消化不了，堵在胃那感覺胃脹，還有打嗝、噁心等症狀。**所有關於胃的不舒服的症狀都可以找中脘穴來緩解**。刺激中脘穴的方法既可以選擇按摩，也可以選擇艾灸，**胃痛時用大拇指按壓中脘穴，胃脹時用大魚際按摩中脘穴**，經過一段時間的調理，你的不適症狀就能慢慢消失，中脘穴就像健胃消食片一樣好用，而且沒有任何副作用。要告誡大家的是，**不要在吃飯後馬上就按摩中脘穴，而是要在飯後 1 個小時，或者在飯前按摩**。

中脘穴不僅可以治療胃痛、胃脹等疾病，它還能治療妊娠嘔吐，所以這個穴位也是女性的福音。我簡單解釋一下：胃在三焦中居於中焦，主受納腐熟水穀，其氣以降為順。外邪、飲食、情志等原因都有可能導致臟腑失和，從而影響到胃腑的功能，使胃失和降，水穀逆氣上出，引發嘔吐。婦女妊娠期，胎氣上逆，臟腑功能容易失調，導致胃失和降，從而引起嘔吐。中脘穴是胃的募穴，既能調理胃，還能和胃降逆，通調腑氣，使臟腑功能趨於和諧，從而從根本上解決嘔吐問題。

在這裡提到的中醫概念募穴。募穴是指臟腑之氣結聚於胸腹部的腧穴，五臟六腑各有一個募穴。《難經．六十七難》說「陽病行陰，故令募在陰」；《素問．陰陽應象大論》又說「陽病治陰」，說明六腑的病症多取募穴，如胃病取中脘，大腸病取天樞，膀胱病取中極等。

臟腑募穴表

兩側募穴	正中募穴
肺—中府穴	心包—膻中穴
肝—期門穴	心—巨闕穴
膽—日月穴	胃—中脘穴
脾—章門穴	三焦—石門穴
腎—京門穴	小腸—關元穴
大腸—天樞穴	膀胱—中極穴

在這裡，我跟大家簡要介紹下幾個穴位。我先說說內關穴，內關穴是心包經的絡穴，與三焦經相聯絡，連接心包經和三焦經兩條經脈，它能宣上導下，

和內調外。胃在三焦中位於中焦，所以**利用內關穴能和胃降逆**。它的位置不難找，如圖示，它在前臂內側，腕橫紋直上 2 寸。

我再跟大家介紹一下公孫穴。**公孫穴是脾經的絡穴，聯絡胃經，1 個穴位能同時調養脾和胃 2 個臟腑的功能**，既能健脾化濕，又能和胃降逆，公孫穴在第 1 蹠骨基底的前下方。

足三里穴，是調理腸胃疾病的常用穴位，它是胃經的下合穴，合治內腑，所以善於調理胃腑的功能，有生化氣血、理氣降逆的作用。這幾個穴位是治療妊娠嘔吐的基本穴位。當然，其他原因引起的嘔吐也可以用這幾個穴位，原理是一樣的。**嘔吐的時候分別按揉它們，每個穴位 3 ～ 5 分鐘，力度以感到酸麻為度，左右兩側的穴位都按一遍**。時間緊的話，單獨按壓其中一兩個穴位也能緩解嘔吐症狀。

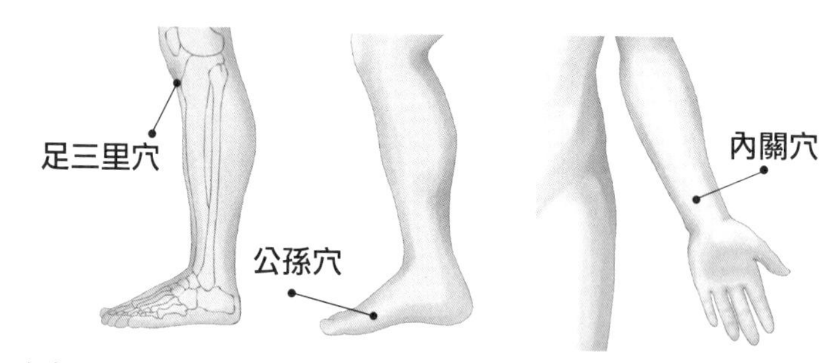

治療任何嘔吐，除了要選擇中脘穴，再找內關穴、公孫穴和足三里穴和中脘一起配伍使用。

臨床經驗來看，用艾條溫和灸治療任何嘔吐的效果是最理想的，近年來用中草藥做成艾條溫和灸效果更是顯著。可以簡單操作，用普通艾條對每個穴位灸 15 分鐘左右，每天 1 次，晚上臨睡前灸效果更好。也可以用紫蘇、黃連、蒼朮各 30 克，研成細末摻到 250 克艾絨中去，把它們卷成艾條，艾灸的時候用這種藥物艾條灸每個穴位 10 ～ 15 分鐘，一般輕度的嘔吐 1 次就能停止。

想減肥的朋友，可以在吃飯前按壓一下中脘穴，這樣胃就能收縮，降低了食欲，從而達到減肥的目的。

神闕

中藥敷貼此穴治百病

| 穴位小檔案 |

穴位名：神闕
功效：益氣升提、祛濕止瀉。
適應證：腹痛、久瀉、脱肛、痢疾、水腫、虛脱等。
用法：按摩，將雙手搓熱後疊放於肚臍摩轉，每次溫熱為宜；艾條灸，每次 15 ～ 20 分鐘。

有一次，我乘公車去郊區辦事，一位大姐自上車沒多久就捂著肚子，看起來很難受，應該是肚子不舒服，有點鬧肚子，她說自己也不知道是怎麼回事，以為是吃錯了東西或者是工作太累了，不僅腹痛，還老想上廁所，她說每次搭車都會這樣，所以每次搭車、尤其是長途客運的時候，除了喝點水之外，別的什麼都不敢吃，吃得越多肚子越不舒服。

看見這種情況，我告訴她別緊張，放鬆心情，並告訴她一個小偏方。我還建議她如果有時間可以到我的門診來看。第 2 天，大姐果然跟我取得了聯繫，經過幾次治療之後，大姐來電話，說現在乘車的時候，肚子痛的老毛病好多了，她在電話裡還一直道謝。我叮囑她平時常按摩神闕穴，如果條件允許的話，可以繼續做艾條灸。經過一段時間的治療，這位大姐腹痛泄瀉的老毛病基本上痊癒了。有過這種經歷的人都知道，搭車腹瀉是一件很痛苦的事情，老想上廁所，但在車上又不方便，只能等到服務區或終點站，即使有地方上廁所，也會一次接著一次地上廁所，整個人還會因為拉肚子而虛脱。

為什麼我叮囑這位大姐要用神闕穴來輔助治療腹瀉呢？要想知道答案，先讓我們了解一下這個穴位。

神闕穴是任脈的穴位，位於臍中，與脾、腎、胃關係最為密切，統屬全身經絡，素有「臍通百脈」之說。故**神闕穴作為經絡之總樞，主要有調上、中、下三焦之氣的作用。無論是腹痛、便秘還是腹瀉，病位都在腸，腸的功能出了問題，要解決問題，必須把腸的功能調理好**。本穴位在腹部正中，深層為腸，有益氣升提、祛濕止瀉之功效。

神闕穴的位置是一個看得見的穴位，很容易找，就在肚臍眼上。治療腹瀉時，可以用中藥貼敷。取五倍子適量，研成細末，用食醋調成藥膏狀，然後貼敷在神闕穴上，用膠帶固定。隔 2 ～ 3 天換藥一次，7 天 1 個療程，治癒為止。用中藥敷貼神闕穴是臍療的一種。以現代藥學觀點，臍療屬透皮給藥的範疇，大概相似於給植物根部施肥澆水。從傳統醫學理論看，臍部給藥有利於藥物歸經，藥物得以循經直達病所，達到驅除病邪、扶助正氣、康復機體的目的。

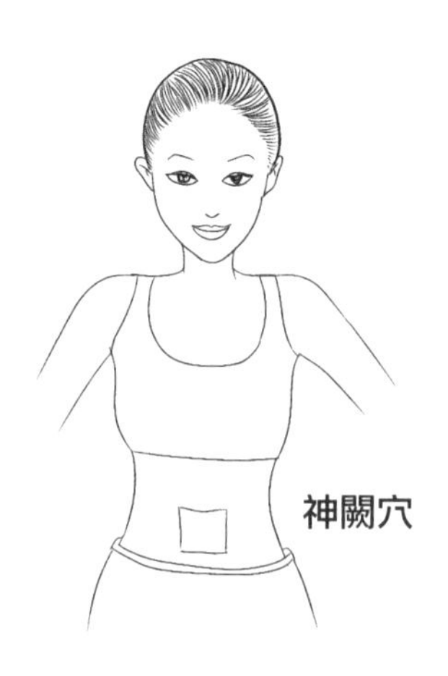

將藥物直接敷貼或用艾灸、熱敷等方法施治於患者臍部，稱為激發經絡之氣，可疏通氣血，調理臟腑，還能預防和治療疾病。

回過頭我們再來接著說腹瀉，**治療腹瀉，按摩神闕穴的方法既實用又簡單，先將雙手搓熱，然後雙手疊加放於肚臍部位摩轉，不要用力往下壓，每次摩擦到感覺肚臍有點溫熱即可。**

當然，**用神闕穴與天樞穴、大腸俞穴、上巨虛穴這幾個穴位一起治療腹瀉效果更顯著。**天樞穴在腹中部，肚臍眼旁 2 寸，取穴的時候，從肚臍眼正中用手指水準向左或者向右量 2 橫指就是。天樞穴是大腸的募穴，又位於腹部，所以是治療腹瀉的主穴。大腸俞穴是大腸的背俞穴，在腰部第 4 腰椎棘突下，旁開 1.5 寸。大腸俞穴是大腸之氣灌輸之處，是治療腹瀉的要穴。而上巨虛穴是大腸經的下合穴。下合穴是六腑之氣在人的下肢上彙集起來的穴位，而且只在下肢上的 3 條陽經上彙聚。這一特點決定了下合穴的主要功能是治療六腑的病變。中醫有個原則就是「合治內腑」，說的就是下合穴治療六腑疾病。《黃帝內經．素問》也說「治腑者，治其合」也是這個意思。腹瀉「病位在腸」，所以治療腹瀉不可不用上巨虛。上巨虛在小腿前外側，外膝眼下 6 寸，距脛骨前緣 1 橫指（中指）處。取穴的時候，從外膝眼向下量 6 寸（2 次 4 橫指），脛骨、腓骨之間就是。

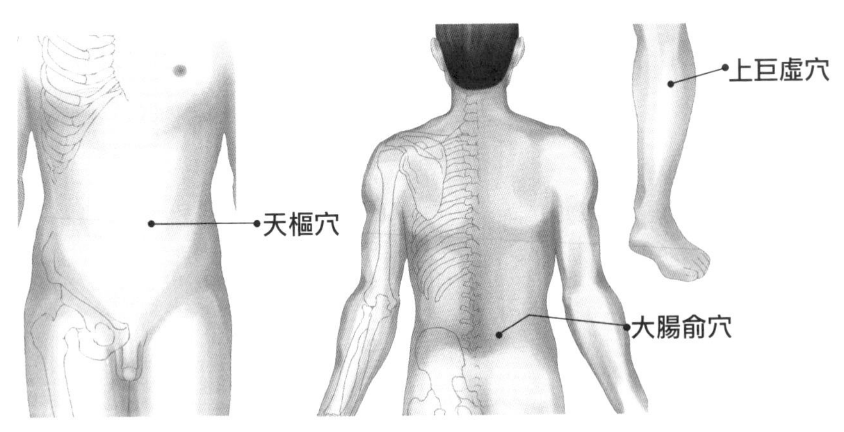

這三大穴位一個是大腸的募穴，一個是大腸的背俞穴，一個是大腸的下合穴，三穴同用，綜合調整腸腑的功能，自然能治好腹瀉。

除按摩以上這些穴位之外，還可配合按摩三陰交穴。三陰交穴是身體上非常重要的一個穴位，它屬於足太陰脾經，**位於小腿內側，內踝尖上 3 寸，取穴時，正坐，把拇指外的其餘四指併攏，把小指下邊緣放在足內踝尖上，食指上緣所在的內踝尖上的位置就是三陰交穴。**

三陰交穴是足少陰腎經、足太陰脾經、足厥陰肝經三條陰經的交會穴，這一特點決定了它能夠同時調理脾肝腎三髒的功能，這對於因腎陽虛、肝氣鬱滯等原因引起的腹瀉有很好的治療作用。所以三陰交穴善於治療一切原因引起的腹瀉。

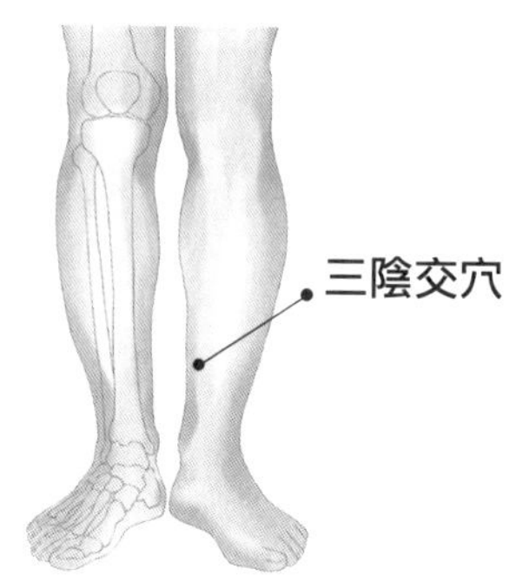

刺激三陰交穴，可以調理脾胃功能。

以上我所介紹的各個穴位，可以分別按摩，按摩方式不限，每個穴位按摩 3 ～ 5 分鐘即可，長期堅持，對慢性腹瀉有很好的療效。用艾灸的方法更好，艾條灸、艾炷灸都可以。用艾條灸方便：把點燃的艾條放在離穴位 2 ～ 3 公分的距離，每個穴位灸 15 ～ 20 分鐘，每天 1 次，效果很好。上述方法，同樣適用於小兒腹瀉。與腹瀉相反的便秘，艾灸神闕穴和關元穴，療效也十分明顯。對便秘的冷秘見效很快。所謂冷秘是指由於陽氣虛衰，陰寒內生，致陽氣不通，腸道傳送無力，大便艱澀所致的便秘。冷秘的典型症狀是手足不溫，腹部冷痛，按壓疼痛感強。

治療便秘也可以用臍療的方法。可以用生大黃、芒硝各 10 克、冰片 3 克、豬

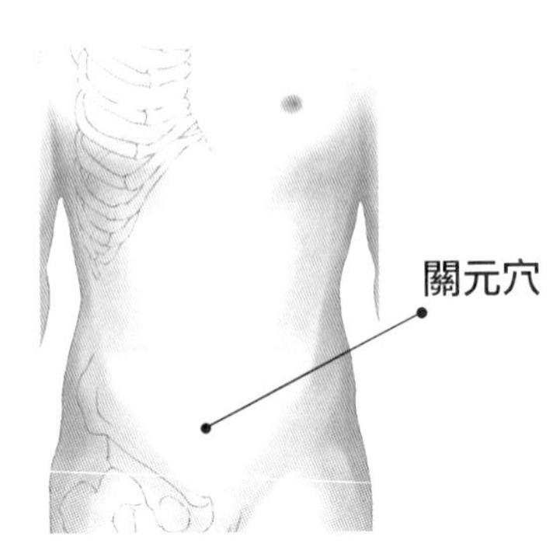

艾灸關元穴和神闕穴，每個穴位艾灸 15 分鐘，可溫陽散寒、讓陽恢復到原有的機能。

牙皂、厚樸、枳實各 6 克，把它們研磨成粉末狀，加上蜂蜜調成膏藥狀後貼敷在神闕穴上，然後用膠帶固定，2 ～ 3 天換藥一次，治癒為止。

此外，神闕穴拔罐治療，對於蕁麻疹效果顯著，並且經濟實用。蕁麻疹屬於常見病，也是一種頑疾，蕁麻疹的發作是由於血毒、血燥、血熱引起的，體內毒素瘀積過多並進而流竄諸經，流通不暢而造成，毒素是難以清除乾淨的，原因在於內臟像一個造毒機器不斷向血液中輸入毒素，因此，透過對神闕穴進行拔罐刺激，達到清熱解毒、通絡、祛風止癢、活血化瘀等功效，作用治療蕁麻疹效果較好。

選大號火罐 1 個，使用閃火法，將火罐拔在肚臍上，15 ～ 20 分鐘取罐，一天 1 ～ 2 次，皮膚會出現紫紅色瘀血，疹子會慢慢消退。但是注意：由於肚臍部位是人體腹壁比較薄弱的地方，所以不可用力拔罐，不可在此長時間留罐，防止對肚臍造成損傷，並且，治療期間一定要大量飲用溫開水，保持大便通暢。

關元

治下焦病症的開關

|穴位小檔案|

穴位名：關元
功效：健脾補虛、養肝疏泄、補腎益精。
主治：陽痿、遺精、月經不調、痛經、閉經、崩漏、帶下、不孕、遺尿、小便頻數等。
用法：拍打，每次 100 ～ 300 下，每天 1 次；艾條灸，每次每穴灸約 10 ～ 15 分鐘；拔罐，每次留罐 15 分鐘。

有位女患者，才 51 歲，每晚都因為頻尿而嚴重影響睡眠品質，不僅如此，由於頻繁的掀被、起床、上廁所等動作，還影響了伴侶的睡眠，所以她現在每晚入睡前壓力特別大。結果越睡不著就越想上廁所，讓她非常苦惱。聽別人說尿頻、多尿都是因為腎不好，於是她自己買了一大堆補腎的口服液，沒想到不但還沒治好尿頻的毛病，反而上火了，喉嚨腫痛，幾乎都不能開口說話了。

這位女患者非常痛苦，後來輾轉找到我。經過面談後，我告訴她尿頻是屬於泌尿系統疾病。正常成人日間平均排尿 4 ～ 6 次，夜間就寢後轉為 0 ～ 2 次，每次尿量 300 ～ 500 毫升。如果在單位時間內排尿次數明顯超過正常範圍，則稱為尿頻。很明顯，這位女患者屬於尿頻的範疇。確診後，我先讓她服用幾種降火的藥物，再根據她的情況選取了以關元穴為主的系統針灸方案。經過一個半月的針灸治療，這位女患者晚上終於不再頻繁地上廁所了。

為什麼關元穴能治療尿頻呢？關元穴，屬於任脈，是任脈和三陰交的交會處。按摩此穴可調整肝、脾、腎三條陰經，具有健脾補虛、養肝疏泄、補腎益精的作用，還能通調三焦，尤其以下焦為先，主治泌尿、消化、肝膽等方面的疾病。所以，有尿頻症狀的人可以經常用拇指揉壓關元穴。

那麼如何準確找到關元穴的位置呢？**關元穴在下腹部，肚臍正下 3 寸處，也就是 4 橫指的位置**。我們取穴的時候，將拇指之外的 4 指併攏，以中指中間一道橫紋為准，4 指總共的寬度即為「3 寸」。治療**尿頻時，患者可以手握拳頭狀，每天敲打關元穴 100 ～ 300 下，分 3 次完成。**

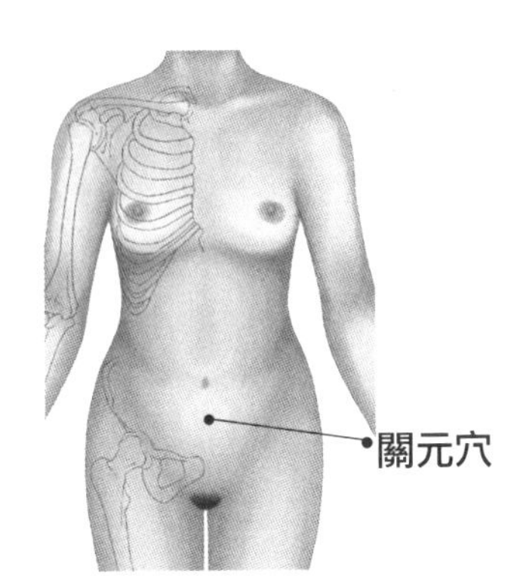

關元穴是元氣出入的「關卡」，經常刺激，可大補臟腑的虧損。

由於關元穴所屬的任脈起於胞中，所以**關元穴還具有調節月經，促進女子生殖功能的作用，故又有「任主胞胎」的說法**。明代醫學家張景嶽在《類經圖翼》裡記載了關元的主治功能：「小便赤澀，遺瀝，婦人帶下瘕聚，經水不通不妊，或產後惡露不止，或血冷月經斷絕……治陰證傷寒及小便多，婦人赤白帶下，俱當灸此。」這段話詳細闡述了關元穴和男女生殖系統的關係非常密切。從中，我們也知道女性子宮虛寒、不孕不育、月經不調等症，都可以透過按摩關元穴得到緩解。

如果女性子宮裡有寒氣，則容易經期紊亂，來月經時產生劇烈腹痛，並且不容易懷孕。這時，**艾灸關元穴不但可以調理主生殖系統的任脈，還可以給子宮裡添把火，驅逐寒氣**，所以一般說關元穴就是治療虛寒證的要穴。艾灸的方法很簡單，將艾條的一端點燃後，對準關元穴熏烤。艾條距離皮膚 2 ～ 3 公分，感覺皮膚溫熱但並不灼痛，每次灸 15 ～ 30 分鐘，以灸至局部皮膚產生紅暈為度，隔日灸 1 次，每月連續灸 10 次，經期除外。**不會艾灸的女性朋友，以熱水包熱敷此處也能有效果。**

除此之外，**關元穴還能輔助治療女性的帶下病。帶下病就是白帶量過多，或者有異味，或者顏色改變，出現黃帶、赤帶、青帶等，並且伴有腰腹脹痛等症狀**。帶下病主要原因有脾失健運、水濕下注，或者腎陽不足，或者腎陰虛。所以從中醫角度講，解決帶下問題，主要是祛濕邪，養脾腎。**治療帶下除了用關元穴，還得用三陰交穴、帶脈穴和命門穴**。關元穴屬於任脈，任脈和沖脈相通，用關元穴能同時調養沖脈和任脈，從而解決婦科問題。三陰交穴是肝經、脾經和腎經三條陰經的交會穴，所以它既能補脾化濕，又能強腎固腎，還能調肝養血，是解決帶下問題的多面手。三陰交穴位於內踝尖上的 3 寸處，脛骨內側面後緣處。

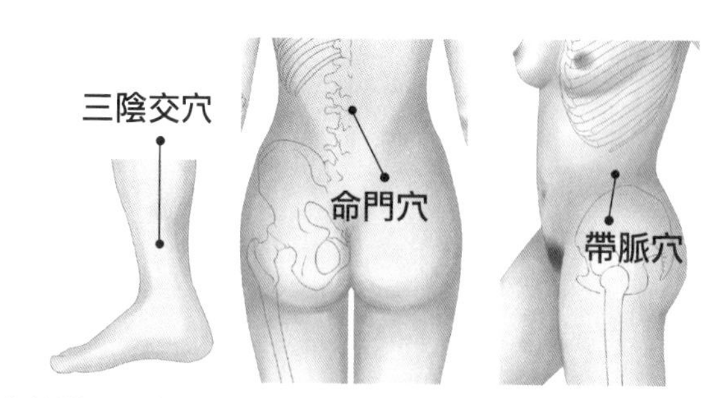

在敲擊關元穴的同時，刺激上述穴位，可促進任脈穴和三陰交穴的氣血通暢，對調理身體的分泌，有很大的幫助。

而帶脈穴是治療帶下問題的特效穴，帶脈穴屬於足少陽膽經，與奇經八脈中的帶脈相交，是帶脈經氣所過之處，所以它善於調理帶脈功能，能夠調經氣，止帶下。**平時艾灸帶脈穴可以有效防止白帶過多。**帶脈穴在腹部，第 11 肋骨游離端下方垂線與臍水平線的交點。

命門穴屬於督脈，在後正中線上，第 2 腰椎棘突下凹陷處。從命門穴的位置來看，它處於2個腎俞之間，被譽為人體的生命之門，它主治各種生殖、泌尿、消化系統的疾病，尤其對於陽氣虛弱導致的婦科病症效果很好。

以上幾個穴位的使用方法很簡單。**可以分別對每個穴位進行按摩 3 ～ 5 分鐘，按或者揉都可以，每天 1 ～ 2 次，**也可以用艾灸的方法來刺激，每個穴位艾灸 15 分鐘左右，以穴位處局部皮膚有溫熱感或者出現紅暈為度，每天 1 次。

另外，**關元穴還能治療多囊卵巢綜合征，**此病的患者特徵是月經不調、閉經、肥胖、不孕、多毛、雄性激素多。以前我就遇到過這麼一個病人：一個女孩，18 歲，白白胖胖的，我看她的胳膊上的毛比較重，而且她說自己的月經幾個月才來一次。我幫她做了一個超音波檢查，結果發現她患了多囊卵巢綜合征，在針灸治療的同時，我告訴她回家最好灸一下關元穴，此穴可以有輔助治療這種病的作用。

作為家中頂梁柱的男人則可以在酒肉飯後，經常敲打和揉壓此穴。我們的祖先們在養生方面特別看重這個穴位，古人更把此穴認為是練長生不老丹的最佳穴位，所以才有「丹田」一說。如果把我們的身體的成長比作莊稼，那麼「丹田」就是土地。只有把土地照顧好，讓土地變得肥沃，人才能精壯。簡單地說，關元穴就是人體存儲能量的倉庫。

我們只要經常按摩它就可以提升它的能量，使我們全身氣血通暢，遠離疾病。所以，**家裡的男人們有事沒事不妨多揉壓這個穴位，尤其是應酬過度的人更應該揉壓此穴，促進腸道對脂肪的吸收和分解，這有助於遠離三高疾病。**還有一點，關元穴還能治療男性性功能障礙，比如陽痿早洩等，刺激的方法最好是艾灸。

氣海

讓你的生命充滿活力的養生大穴

｜穴位小檔案｜

穴位名：氣海
功效：溫陽益氣、扶正固本、培元補虛。
適應證：遺尿、陽痿、遺精、閉經、痛經、崩漏、帶下、陰挺、疝氣、虛勞羸弱、腹痛、泄瀉、便秘等。
用法：按摩，每天 2 次，每次 3 ～ 5 分鐘；用艾條溫和灸，每次灸 20 ～ 30 分鐘，每天 1 次。

有一次有位 60 多歲的老先生來找我看病，他說自己是某大學的教授，因為最近一段時間太忙了，所以身體感覺很虛弱，常感精力不足，沒做什麼事，就感覺非常疲憊，四肢無力，做什麼都沒精神。

我看了看這位老先生，面帶倦色，臉黃黃的，看起來就沒精神，後來我幫他做了進一步的檢查，判斷他就是因為勞累導致的虛損。做了針灸治療，還告訴他年紀大了工作不要這麼累，要注意休息，除此之外，還要艾灸氣海穴，並教他如何艾灸。這位老先生非常配合治療，2 個星期後，便告訴我他身體好多了，也不覺得那麼疲倦了，也有精神了，以前是精神萎靡，現在是活力四射，特別感謝我對他的幫助。

為什麼我要讓這位老者回家灸氣海穴呢？氣海穴對於恢復老人健康起著什麼作用呢？要回答這個問題，我們先來了解一下氣海穴。氣海穴是任脈上的一個非常重要的穴位。**氣海，顧名思義，就是人體元氣的海洋，它具有極高的補益元氣的功能，可以治療臟氣虛弱、真氣不足等一切因氣虛導致的疾病。**

《銅人》中說：「針入八分，得氣即瀉，後宜補之，可灸百壯。今附氣海者，是男子生氣之海也，又治臟氣虛憊，真氣不足，一切氣疾，久不差，悉皆灸之。」可見，氣海穴可以治療一切因為氣虛導致的疾病，生活中常見一些久病的人、重病的人、勞累過度的人、後天失養的人、年老體弱的人，由於臟腑機能衰退而氣不足，他們少氣懶言、聲音低微、神疲乏力、呼吸氣短、頭暈目眩、面色無華，一系列健康問題也接踵而來，這些人都可以用氣海穴來重拾健康。

氣海穴確實是身體羸弱之人的大救星，那麼氣海穴在哪呢？我們又如何灸它呢？**氣海穴的位置很好找，在肚臍正下方 1.5 寸。你把除拇指外的其餘 4 指併攏，從肚臍處向下量，四指併攏的寬度為 3 寸，一半就是 1.5 寸。**找到以後我們就可以灸了，可以用艾炷灸 5 ～ 14 壯，或者用艾條灸 20 ～ 30 分鐘，經常灸一灸氣海穴，可以扶正固本、培元補虛，讓自己變得健康有活力。

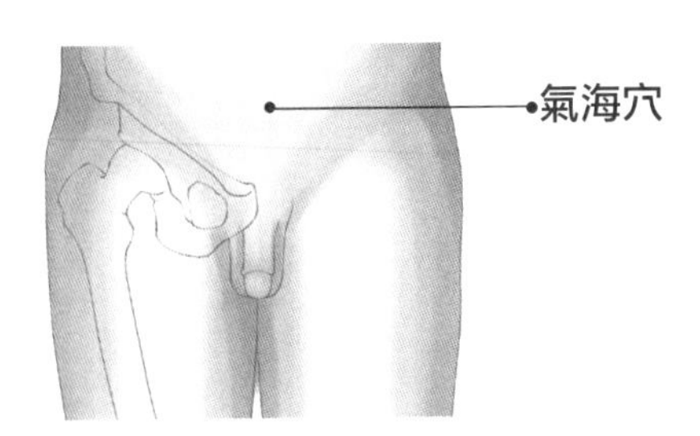

艾灸氣海穴，可以培元固本，還能有很好的防病保健作用。

氣海穴不僅是身體羸弱人的福星，它也是陽虛體質人的福星。什麼樣的人屬於陽虛體質呢？陽虛體質的人體態偏胖、面色淡白無華、平時怕寒喜暖、四肢倦怠、唇淡色白、舌淡胖、常自汗出、脈沉乏力、小便清長、大便時稀，有時可見四肢厥冷、身面浮腫、腰脊冷痛、夜尿頻多、小便失禁等。

陽虛體質的男性可表現為遺精（多為滑精）、性欲減退、排尿頻繁等，女人多表現為白帶清稀、容易腹瀉、容易痛經、經期有推後的情況出現。曾經有一個患者來找我看病，她最大的特點就是怕冷，甚至在夏天，即使外面烈日炎炎，她坐在辦公室裡面，也要準備一個披肩，因為她覺得空調太涼了，她受不了陣陣涼氣吹在自己身上。你注意一下，身邊有沒有這樣的人，這樣的人就是陽虛體質。凡是這樣的人都可以用氣海穴來提升自己的陽氣，中醫上有這麼一句話就是「氣海一穴暖全身」。最好的方法也是艾灸，跟上面提到的方法是一樣的。

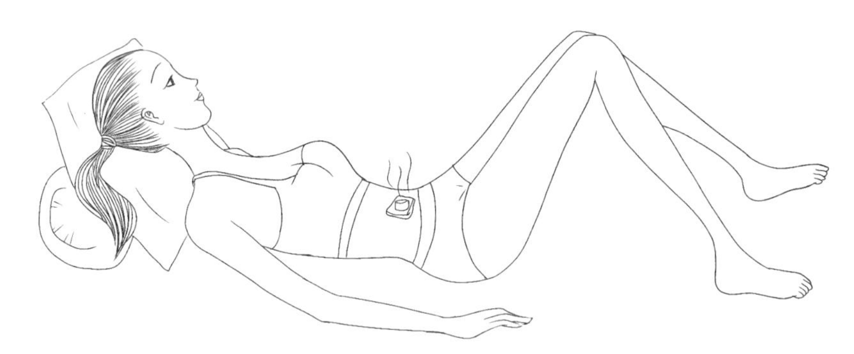

準備 1 片比較薄的薑，並用針扎幾個小孔，然後把它敷在氣海穴上用艾條灸，每次灸 20 ～ 30 分鐘，每天 2 次，可治療女性痛經、崩漏、月經不調，男性的陽痿、遺精等。

氣海穴不僅能防病治病，還能提升免疫力，讓自己不生病，所以家裡不管是老人還是年輕人，都可以將氣海穴作為自己養生保健的首選穴位。為了使這種養生保健的效果達到極致，我們最好將氣海穴、膻中穴和足三里穴配伍使用。這是為什麼呢？我們中醫一般把氣分成 3 個方面，一個是元氣，這種氣受之於父母，是與生俱來的；另外是水穀之氣，就是透過我們後天脾胃將所吃的食物化生所得的氣；最後是肺臟吸入的清氣，也就是我們常說的空氣，主要取決於肺的功能。而**氣海穴補的是元氣，膻中穴補的是肺氣，足三里穴補的是脾胃之氣，這 3 個氣都補上了，身體就能健康長壽了。**

膻中穴是在胸部，兩乳之間中點的位置，很好找。人們悲傷的時候捶胸頓足，捶胸的地方就是膻中穴的位置。足三里穴位於外膝眼下 3 寸（約 4 橫指），脛骨外側約 1 橫指處，左右各 1 穴。對於以上 3 個穴位，我們既可以艾灸，也可以按摩。艾灸的方法是用艾條溫和灸，每個穴位灸 10 分鐘左右，每天 1 次。按摩的話，每個穴位按摩 3 ～ 5 分鐘，每天 2 次。其實不管是為了保健，還是為了治療自己的虛弱病，都可以將這 3 個穴位一起配伍使用，效果會更加顯著。

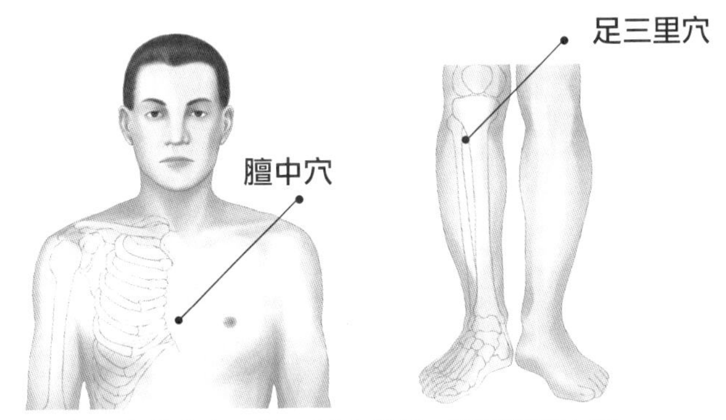

將氣海穴與膻中穴、足三里穴並用，可補臟腑之氣，人自然能健康長壽。

我們**平時在家或者走路的時候，可以把雙手搓熱，然後把 2 隻手疊加在一起放在氣海穴上，按先以右掌心緊貼氣海穴，按順時針方向分小圈、中圈、大圈按摩 100 ～ 200 次，再以左掌心，按逆時針方向，如前法按摩 100 ～ 200 次，動作要輕柔緩慢，按摩至有熱感**，你就能感覺到體內的氣血順暢，身體輕鬆。

天樞

大便不好就找它

｜穴位小檔案｜

穴位名：天樞
功效：調理胃腸、補虛化濕、理氣行滯。
適應證：腹脹腸鳴、繞臍腹痛、便秘、腹瀉、痢疾、月經不調、痛經、閉經等。
用法：按摩，每天 2 次，每次 3 ～ 5 分鐘；用艾條溫和灸，每次灸 20 ～ 30 分鐘，每天 1 次。

有一天我在家休息的時候，聽見鄰居吵架，因為我們彼此關係很好，所以我就敲開了他們家的門。一進門，女的就拉著我說：「這個老頭子一躺在床上就打呼，我一夜也沒怎麼睡，一大早還要我起早做飯，我哪有精神！」老頭子聽完就說：「我也不願意打呼，我一躺下就打呼，我剛要睡著，她就把我捅醒，我也沒睡好。」2 個人都火藥味十足，好像都很受委屈一樣。原來是因為打呼引起的戰爭。我說你倆可別因為這個打架了，以後去我的門診，我幫您治療打鼾。鄰居這兩口子聽後高興地說：「這病針灸也能治好嗎？」「當然了，中醫能治癒的病可多著呢！」我笑著說。

就這樣兩口子的戰爭終於結束了。第 2 天，鄰居這位大哥就找到了我，我幫他針灸，還告訴他，沒事回家按摩天樞、中脘、陰陵泉、豐隆這幾個穴位。這位大哥非常注重養生，所以對我的叮囑嚴格遵守。結果過了 1 周的時間，他就說他不打呼了，老伴也沒那麼大的火氣了，2 個人的睡眠都好了，對我表示感謝。

打呼為什麼要用到天樞穴、中脘穴、陰陵泉穴和豐隆穴呢？打呼是肺氣不宣、痰堵氣道造成的，所以治療打呼，當從宣肺祛痰入手。中脘是腑的會穴，凡是脾胃失調、運化失常導致的各類臟腑相關疾病都可以用中脘穴治療。肺臟病變的咳嗽、哮喘等以及脾虛引起的痰多等問題，按摩中脘穴都有極好的效果。按摩中脘穴既能宣肺，又能祛痰，所以**中脘穴是治療打呼嚕最理想的穴位，它位於上腹部，肚臍上 4 寸。天樞穴在腹中部，離肚臍眼正中 2 寸。取穴的時候從肚臍眼正中向左或者向右量 2 拇指就是。**

天樞穴屬於足陽明胃經上的穴位，又靠近胃部，所以它調理胃腸、補虛化濕的效果很好，用它與中脘協同作用，能夠增強治療打呼嚕的功效。陰陵泉穴是脾經上的五腧穴裡的合穴，善於調節脾臟的功能，脾主運化，利水滲濕，而濕會生痰，所以陰陵泉也具有很好的強身祛痰的功效，它位於小腿內側，脛骨內側踝下方的凹陷處。豐隆穴更是一個祛痰止咳的著名穴位，說它是穴位裡祛痰、止咳的明星並不過分。豐隆穴是足陽明胃經上的絡穴，屬於胃經，又聯絡脾經，功能就像黃河與淮河之間的京杭大運河一樣，起著溝通兩條經絡的作用。脾主運化，脾虛則水濕不化，容易聚集成痰，豐隆穴調理胃和脾兩大臟腑，除濕祛痰的效果特別明顯。豐隆穴在小腿前外側，當外踝尖上 8 寸，條口外，距脛骨前緣 2 橫指（中指）處。

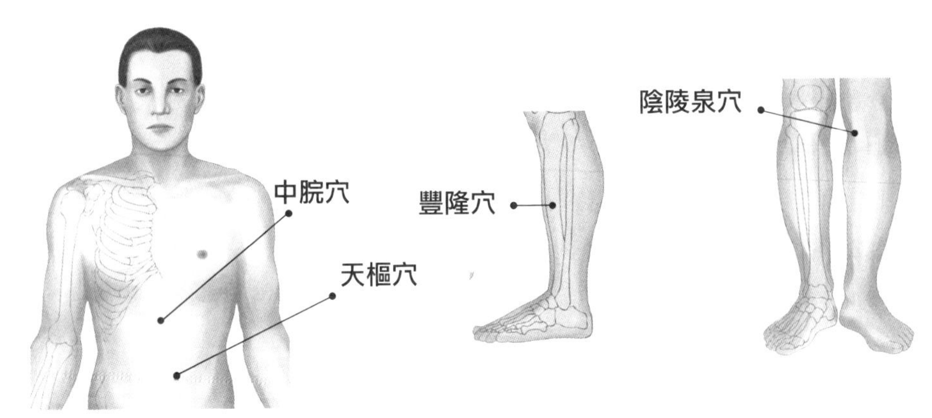

治療打鼾，也可採用穴位按摩的方式，按照陰陵泉穴—>豐隆穴—>中脘穴—>天樞穴的順序來做，每次按摩 5 分鐘，每天早晚各 1 次。

天樞穴不僅可以輔助治療打呼，它還能治療腹瀉。中醫認為，腹瀉病位雖在腸，但五臟六腑是相互聯繫的，一旦其中一個出現問題，都會牽連腸腑，導致大腸的傳導功能和小腸的泌別清濁的功能失常而發生腹瀉。若是因不潔飲食或感受寒冷而腹瀉，我們完全可以透過按摩天樞穴來緩解症狀。

何為天樞？「樞」有「樞紐」之意。《素問．六微旨大論》載：「天樞之上，天氣主之；天樞之下，地氣主之。」言下之意，說這個穴位是一個升清降濁的地方。也就是說，你吸收到腸胃裡面的營養物質，就在這裡開始分清與泌濁，營養的精微物質在這裡變成血液被吸收了，糟粕的東西則從此處向大腸排去，可以說它是一個中轉站。**天樞穴屬於胃經要穴，同時也是大腸經的募穴，是陽明脈氣所發之處，具有健脾和胃、通調腸腑的功效。**所以天樞穴可以治療腹瀉我們可以透過灸天樞穴的方法來緩解腹瀉。《勝玉歌》中明確地說：「腸鳴時大便腹瀉，臍旁兩寸灸天樞。」灸的時候，躺在床上，然後找到天樞穴開始灸，兩個穴位各灸 20 分鐘左右，每天 1 次。你可以順便再灸神闕穴（也就是肚臍眼）幾分鐘，這樣腹瀉的問題就解決的差不多了。

因為在前面的內容中，我們講了神闕穴也能治療腹瀉。兩個穴位一起灸效果加倍。腹瀉時，我們還可以用生薑切成薄片敷在穴位上，在上面進行艾灸，對治療過敏性結腸炎有效。由於一般穴位都有雙向調節的作用，所以天樞穴還能治療便秘。此外，**天樞穴還有減肥瘦身的作用**，所以它又是女性朋友的福音，每個女人都希望自己苗條漂亮。在針灸減肥瘦身的領域，此穴是必不可少的。當然，給自己針灸自然是不現實的，但你可在**每天早上 7 ～ 9 點胃經當令這段時間，堅持按摩此穴 200 下，兩邊穴位都要按摩。**效果雖不及針灸，但也會有很好的療效，所以天樞穴是一個男女老少皆受益的穴位，誰出現問題都可以用。

中極

治療泌尿系統疾病首選穴位

| 穴位小檔案 |

穴位名：中極
功效：益腎興陽、通經止帶。
適應證：陽痿早洩、月經不調、泌尿系統疾病、尿頻、尿急、精力不濟等。
用法：按揉，每次 3 ～ 5 分鐘，每天 1 ～ 2 次；溫和灸，用艾條灸 10 ～ 15 分鐘，每天 1 ～ 2 次。

有一天晚上，高中同學打電話來，說他最近一段時間，不敢坐飛機，不敢多喝水，他就怕有尿，因為憋不住，有一點尿就想跑廁所，這讓他很痛苦。我告訴他明天來我的門診。因為都在同一個城市，所以過來我這兒還算方便。第二天他果然開車過來了，我告訴他這是小病，堅持治療幾天就能好。我制定了一套治療方案，另外還叮囑他回家沒事的時候按摩一下中極穴和膀胱俞穴，對輔助治療遺尿、尿頻、尿瀦留等疾病有很好的療效。

為什麼我特別叮囑他要用到中極穴呢？要想知道答案，先讓我們了解一下中極穴。中極穴是足太陽膀胱經的募穴，《黃帝內經．素問》中有記載：「膀胱者，州都之官，津液藏焉。」膀胱的氣化作用正常，則排尿正常，如果膀胱氣化不利，就會出現尿頻，尿失禁等症狀，所以選擇中極穴進行調理是非常恰當的。另外，**在用中極穴治療有關泌尿系統疾病時，我們最好讓**

中極穴跟膀胱俞穴一起配伍使用，效果會更好。**按摩的時候可以不用拘泥於按摩的方法和次數，有空的時候就多揉揉它們，時間長了，不知不覺中泌尿功能就能得到改善**。除了按摩之外，還可以對這 2 個穴位進行艾灸，每個穴位灸 10 ～ 15 分鐘，每天灸 1 ～ 2 次，經常艾灸，能顯著改善尿頻、遺尿等泌尿系統疾病症狀。

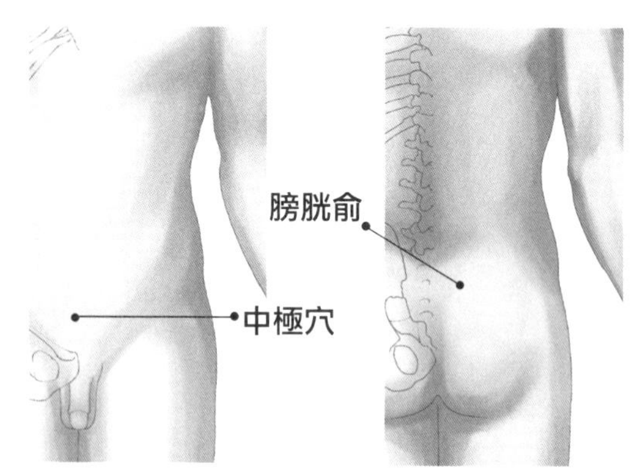

膀胱俞是膀胱的背俞穴，用它與中極穴相配，屬於「俞募配穴」，能夠調節膀胱的氣機，增強膀胱對尿液的約束力。

中極穴不僅是大人的福音，它也是孩子的福音，因為它可以治療小兒遺尿。小兒遺尿就是尿床，一般情況下，3 歲前的嬰幼兒由於臟腑功能不完善、大腦發育不全、排尿習慣沒有養成等原因，夜間不能控制排尿而常常尿床，這期間的尿床屬於正常現象。3 歲以後的嬰幼兒排尿的控制能力逐步完善，如果夜間仍然不能自主控制排尿而尿床，就屬於遺尿了。**居家輔助治療小兒遺尿，除了中極穴外，還應選膀胱俞穴、關元穴和三陰交穴一起配伍使用**。中極穴和膀胱俞穴配伍使用可以輔助治療遺尿的原因我們在上面已經說了。我再說一下關元穴和三陰交穴。

遺尿與肝、脾、腎的功能有關。腎與膀胱互為表裡，它有一個非常有特色的功能：一司二便。「司」就是管理的意思。膀胱能儲藏尿液而不疏漏，需要靠腎氣的固攝；尿液從膀胱排出體外，需要靠腎來通利。如果把膀胱比作人體的水庫，腎就是水庫的管理員，什麼時候存水，什麼時候放水，要靠它來指揮。如果腎的功能出現異常，膀胱這個水庫沒人管了，膀胱開闔無度，則會出現遺尿，所以治療遺尿不可不調理腎功能。

脾主運化水濕，脾功能正常，人體的水液代謝才能正常，肝主疏泄，肝經繞陰器而行，如果肝經鬱熱，肝疏泄失職也會造成遺尿，所以遺尿也應該注重對脾和肝的調理。而按摩關元穴和三陰交穴可有滋養脾腎的功效，這 2 個穴位的位置也不難找，關元穴在下腹部，肚臍眼之下 3 寸，三陰交在內踝尖上 3 寸。對以上這幾個穴位進行按摩，治療遺尿的效果很好，先依次點按它們，每個穴位點按 5 下，然後再分別按揉它們，每個穴位按壓 3 ～ 5 分鐘，力度要適中，每天按摩 1 次。由於孩子皮膚比較嬌嫩，為避免用力過重，可以用中指的指腹點按和按揉。

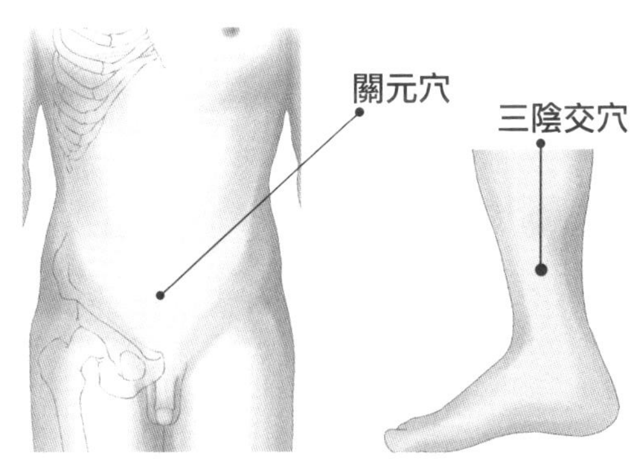

關元穴和三陰交穴都是足三陰經的交會穴，能夠同時調理肝、脾、腎 3 臟的功能，使臟腑充實，應該好好利用它們。

中極穴不僅可以調理孩子遺尿，**它還能消除產後水腫**。中醫認為，產後水腫的主要原因有 3 個：首先是脾胃虛弱。脾胃負責運化，脾胃虛弱則水濕運化不利，多餘的水分積聚在體內形成水腫。其次是腎氣虛弱。腎有氣化水液的作用，腎氣虛弱不能正常運化水液導致水液過多地積聚在體內。再有就是氣血瘀滯。氣血瘀滯則水液排泄不暢，瘀積在體內造成水腫，所以消除水腫，應該溫補脾腎、行氣利水，這樣治療水腫才對症。

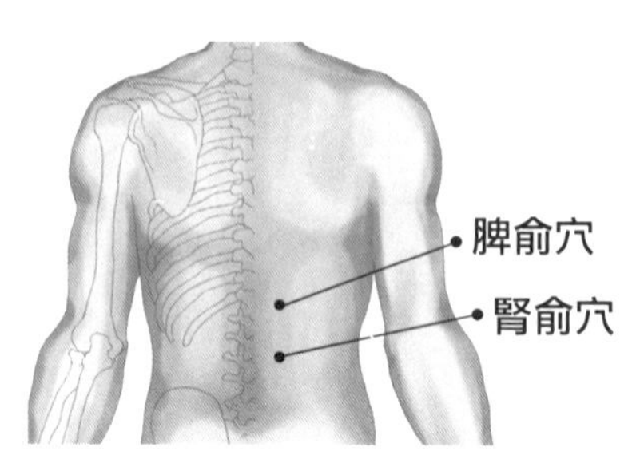

脾胃虛弱引起的水腫，可以艾灸中極穴，再配上關元、脾俞和腎俞這幾個穴位，灸至皮膚發紅，用手觸摸能感到明顯的溫度就行，每天 1 次或者隔天 1 次，能快速見效。

怎麼知道水腫是不是自己脾胃虛弱造成的呢？方法很簡單，**看自己是不是食欲不振、大便糖稀、小便少、腹部脹痛、神疲乏力，如果是，就說明脾胃虛弱。**腎氣虛弱的人，一般下肢逆冷、腰膝酸軟、頭暈耳鳴、小便不利。腎氣虛弱造成的水腫，**可以按摩關元穴、氣海穴、太溪穴、三陰交穴，每個穴位按摩 3 ～ 5 分鐘，每天 1 ～ 2 次**。也可以用艾灸的方法，用艾條把皮膚灸至發紅，用手摸有溫熱感，每天或者隔天灸 1 次。氣滯血瘀的人往往面色淡黃、四肢沉困、神疲乏力、情緒不好、舌頭暗淡。

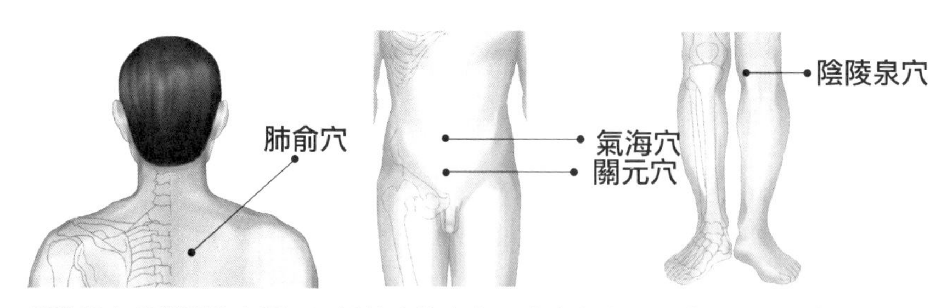

消除氣血瘀滯型的水腫，可以按摩肺俞穴、陰陵泉穴、三陰交穴、腎俞穴、脾俞穴、氣海穴和關元穴，每個穴位按摩 3 ～ 5 分鐘，每天 1 ～ 2 次；也可以艾灸，每個穴位用艾條灸 10 ～ 15 分鐘，每天或者隔天 1 次。

最後要告訴大家的是，中極穴還能輔助治療男性遺精、陽痿，女性月經不調、帶下、痛經和崩漏等，所以中極穴是男女老少都能用得著的穴位。但是，**有一點一定要注意：孕婦千萬不能灸。**

期門

胸脅脹痛的首選大藥

|穴位小檔案|

穴位名：期門
功　效：疏肝養肝。
適　應：胸脅脹痛、腹脹、呃逆、吐酸、乳癰、鬱悶等。
用　法：按摩，每天 2 次，每次 3 ～ 5 分鐘；用艾條溫和灸，每次灸 10 ～ 20 分鐘，每天 1 次。

有一天我的門診來了 1 個 40 多歲的女士，她是女兒陪著來的，女兒說媽媽幾個月前與鄰居吵架，氣得夠嗆，誰知道當天晚上就兩脅疼痛，從此就落下了病根，3、4 個月都過去了，到現在還沒有好。本來媽媽脾氣就不好，現在得這個病，心情更差了，人變得很煩躁，很容易發怒，家裡人知道媽媽身體不好，也不敢惹她生氣，處處謙讓著她。但這也不是個方法啊？

家裡人都知道情緒對健康影響很大，因此非常擔心媽媽的身體。聽她們這一說，我就知道這位女士是肝鬱氣滯、經絡瘀阻導致的兩脅疼痛。於是我選擇了期門、太沖、支溝、陽陵泉等穴位給她做針灸，灸了 3 次，疼痛的問題就解決了，後來又鞏固治療了幾次，很快治癒了她的病。

其實，**治療脅痛，單獨對期門穴針刺放血效果也很理想，可以用三棱針在穴位處或者穴位附近點針刺放血 3 ～ 5 滴，隔天 1 次，一般 2 ～ 3 次就能取**

得一定的效果。除了給她做針灸治療，我還告訴她一個敷貼期門穴的小偏方，這個小偏方對於防治肋脅痛有著非常好的效果。

我告訴大家這個偏方是什麼：**柴胡 10 克、青皮 30 克、延胡索 50 克、龍膽草 50 克，把它們研成細末後用食醋調成藥泥，然後把藥泥貼在疼痛那側的期門穴上，用紗布包紮好固定。每天換藥 1 次。**如果同時在疼痛部位貼上藥泥效果會更好。

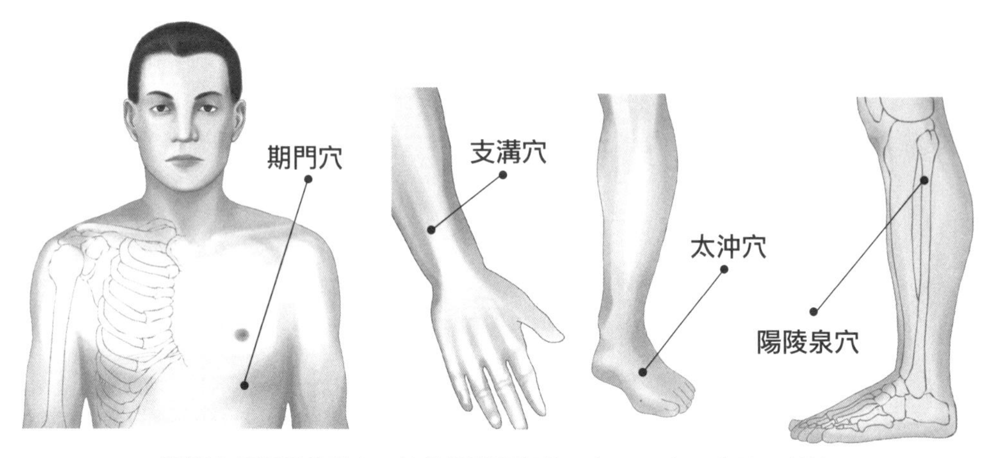

期門穴是肝經的募穴，能夠調動肝經的元氣，又在兩脅間，所以是治療脅神經痛的重要穴位。與太沖穴、支溝穴、陽陵泉穴一同針灸，治療胸肋疼痛效果更佳。

如果採取按摩的方法和艾灸的方法治療胸肋疼痛，我們可以將期門穴、大包穴、陽陵泉穴和外關穴一起配伍使用。

大包穴屬於足太陰脾經，位於胸部腋中線上，第 6 肋間隙處。**大包穴處分佈有第 7 肋間神經及胸長神經末支，胸背動脈、靜脈及第 7 肋間動脈、靜脈，能夠治療胸脅滿痛、氣喘及全身疼痛、四肢無力等。**用它治療胸脅痛，屬於近部選穴。陽陵泉穴屬於膽經，在小腿上，腓骨小頭前下方的凹陷處，**按摩或者針刺陽陵泉穴，能夠疏利肝膽氣機，行氣止痛。**外關穴是手少陽三焦經的絡穴，與足少陽膽經是同名穴，肝膽相照，互為表裡，經脈相通，分佈於肋脅處，所以用**外關穴能治療肋脅脹痛，尤其對鬱悶急躁引起的胸脅疼痛有較好的療效**。外關穴的位置很好找：把胳膊平放在桌子上，手掌垂直立起，看到腕背上有一條橫紋，從橫紋處往手臂上量取 2 橫指，就是外關穴了。

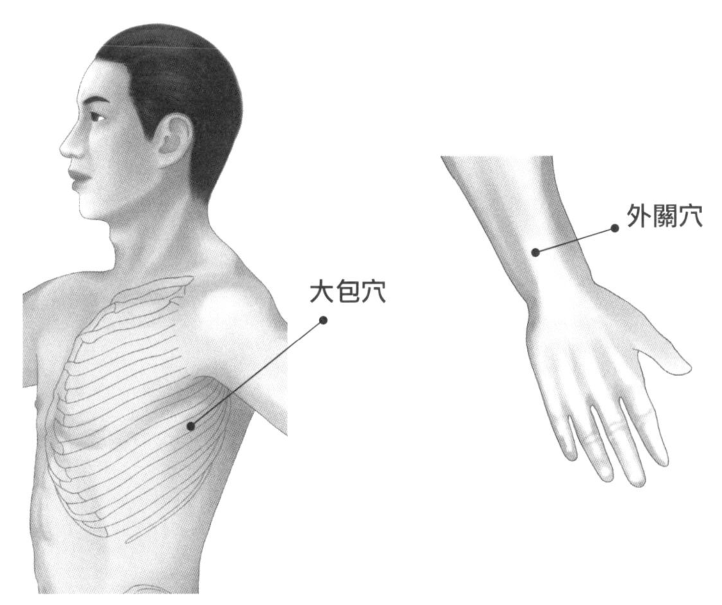

肝經和膽經循行於胸肋部，所以治療胸肋疼痛，主要從肝、膽兩經上的穴位入手。

如果採用按摩的手法緩解疼痛，可按照從上到下的原則，每個穴位用大拇指分別按壓 2 ～ 3 分鐘，力度由輕到重，每天 1 次，治癒為止。如果是採用艾灸的按摩手法，根據穴位的大致位置，每個穴位用艾條灸 10 ～ 20 分鐘，治癒為止。

在平時生活中，**我們還可以透過按摩期門穴來達到疏肝養肝的作用，有些人比較鬱悶，或者心情不佳，都可以按摩期門穴，每次 3 ～ 5 分鐘，每天 2 次。**此外，期門穴還能緩解岔氣，家裡不管是老人還是孩子，在鍛鍊身體的過程中，可能會出現岔氣的情況，此時按摩一下期門穴，就能調節。

第五章

手臂穴位

中醫認為，手臂上經絡豐富，有手三陽經、手三陰經以及其穴位迴圈與分佈。按摩手臂上的相關穴位，既能調整相應組織器官的功能，又能改善其病理狀態，能有防病治病、強身健體的作用。

合谷

所有痛症都可以找合谷

｜穴位小檔案｜

穴位名：合谷
功效：祛風解表、疏通經絡、行氣止痛。
適應證：頭痛、牙痛、目赤腫痛、咽喉腫痛、痄腮、難產、熱病等。
用法：按揉，每天 2 次，每次 3 ～ 5 分鐘。

有一天晚上 10 點多的時候，我正準備睡覺，聽見有人敲門，我開門一看，原來是鄰居張哥。我請他進來，他邊捂著腮幫子邊說牙痛死了，受不了，想去醫院，可是想想現在沒有牙科急診了，家裡的止疼藥也沒有了，於是就想到了我，看看我有沒有好的辦法能緩解一下疼痛。於是我就扎了 1 針，在哪扎的呢？就是在合谷穴這個位置上，5 分鐘以後張哥的牙痛症狀就緩解了很多，不怎麼痛了。

為什麼治療牙疼要用到手上的合谷穴呢？要回答這個問題，我們先來了解一下合谷穴。**合谷穴是手陽明大腸經的原穴，主要作用是祛風解表、疏通經絡、行氣止痛。**中醫理論中的「面口合谷收」什麼意思呢？就是口和面部的疾病都可以找合谷穴，牙痛是屬於口的疾病，所以治療牙疼離不開合谷穴。

那麼合谷穴在哪呢？我們平時怎麼按摩呢？**合谷穴在手背上，第 1、第 2 掌骨之間，第 2 掌骨橈側中點處**。取穴的時候，把**左手的拇指和食指張開，右手的拇指關節橫紋壓在虎口上，拇指關節向前彎曲壓在左手的拇指、食指的趾蹼上，拇指尖所指的地方就是左手的合谷穴**。右手上的合谷穴取穴方法亦如此，參照左手上的合谷穴取穴方法施行。也可以把拇指、食指併攏，兩手指掌骨之間能看到一塊隆起的肌肉，該肌肉的頂端就是合谷穴。我們可以**用大拇指的指端按揉這個穴位，每次 3 ～ 5 分鐘，每天 2 次**。

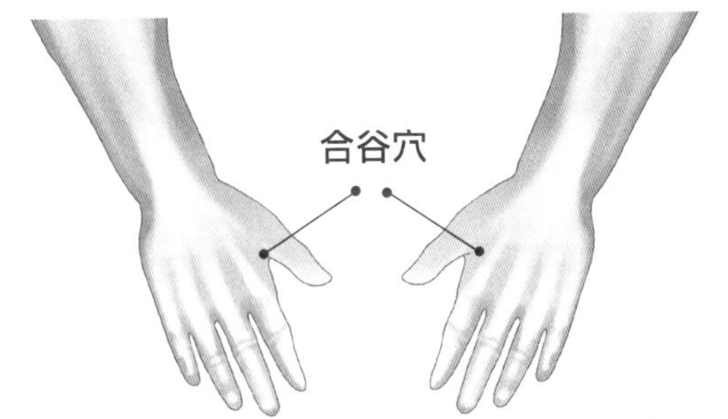

合谷穴還是我們身體裡面的止痛藥，除了止牙痛之外，不管是什麼原因所引起的疼痛，都可以用大拇指用力掐按合谷穴來止痛。

在用合谷穴來治療牙疼的時候，我們要注意 1 個問題，就是**左側的牙疼要按摩左手的合谷穴，右側的牙疼要按摩右手的合谷穴**，因為左側的經脈入左側的下齒，右側的經脈入右側的下齒。**合谷穴不僅可以緩解牙疼，還能治療痛經、頭痛、目赤腫痛、咽喉腫痛等**。它跟太沖穴配伍還能調和氣血、平衡陰陽、緩解暴躁情緒。我記得有個朋友打電話來，說最近脾氣特別不好，跟老公老是吵架，臉上長了好多的斑斑點點，用了好多藥也不管用，問問我有什麼好的辦法。我告訴她，沒事的時候按摩合谷穴和太沖穴就能有效淡斑。後來過了 2 個星期，這個朋友打電話來說，最近身體好多了，情緒也調整得不錯，臉色也不像以前那麼晦暗了。

在這裡我們用到合谷穴和太沖穴。為什麼要用到這 2 個穴位呢？合谷穴與太沖穴相配，很有說道。**合谷穴屬陽，主升，行氣，太沖穴屬陰，主降，活血，2 個穴位相配，一陽一陰，一氣一血，一升一降，一腑一髒，是 1 組具有陰**

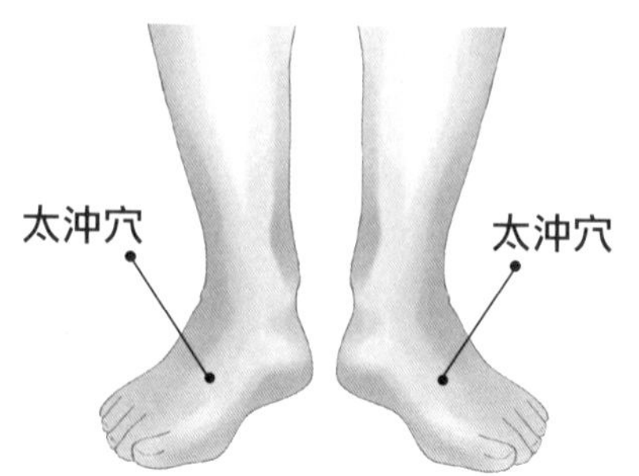

太沖穴是足厥陰肝經的原穴，主要作用是疏肝理氣、痛經活絡、醒腦開竅、鎮靜寧神。

陽經相配、上下配穴、氣血通調、陰陽通調、臟腑通調的穴位處方，協同作用很強。合谷穴在手上，在大拇指和食指之間的手背上，太沖穴在腳上，在腳的拇指和食指中間，這 2 個穴位，2 隻手上各有 1 個，2 隻腳上各有 1 個，一共 4 個，中醫把這 2 個穴位合稱為四關穴。

四關穴相互制約，相互依賴，相互為用，使氣血升降協調、陰陽順接，共同發揮調理臟腑平衡、通達氣血、平肝熄風、祛風止痛的功效。打個比方，這有點像邊關的哨卡，雙手和雙腳是離心臟最遠的地方，可以算是邊疆了，在此設立關卡，對保衛身體這個國家的平安非常重要。

合谷穴除了具有緩解疼痛、調理情緒的功效之外，它還可以治療小兒流口水。方法是按摩、懸空施灸合谷穴。家長可以拿起孩子的雙手，分別同時用雙手的拇指、食指按壓孩子 2 隻手上的合谷穴，力度由小到大，一按一鬆地點壓，頻率大致每秒鐘 1 次。每個穴位點壓 5 分鐘左右。力度以孩子感到舒服為宜。按摩後，再將艾條點燃，置於合谷上方約 3 公分處，將艾條靠近穴位迅速移遠，再移近，再移遠，一上一下的雀啄灸約 10 分鐘，每天 1 次，10 天 1 個療程，通常 1 個療程就能見效。

最後，還要告訴大家一點，就是指壓合谷穴還能治療昏厥。遇到有人休克，可以迅速抓起患者的一隻手，用自己的拇指和食指捏住合谷穴，拇指按在合谷穴上，食指放在患者手掌內與合谷穴對應的地方，讓拇指和食指相對應，同時用力按壓，一按一鬆，力度逐漸加大，不停地按壓，直到患者甦醒為止。

內關

緩解心絞痛的首選

｜穴位小檔案｜

穴位名：內關
功效：舒緩疼痛、解除疲勞、寧心安神、寬胸理氣。
適應證：心痛、心悸、胸悶、眩暈、失眠、偏頭痛、胃痛等。
用法：按揉，每天 2 次，每次 3 ～ 5 分鐘；艾條溫和灸，每個穴位灸 10 ～ 20 分鐘，每天 1 次。

有一次，我參加一個朋友聚會，吃完飯，我們聊著聊著，有個朋友就開始捂著胸口。我問他是不是心口疼啊？他說是，說著汗還從頭上滴了下來，看起來疼得很厲害。他說今天來聚會沒帶速效救心丸，沒想到心臟就開始疼了。我把他的手拿過來，然後按壓內關穴，過了 3 ～ 5 分鐘，他就說不怎麼疼了。他高興地說，你這招真神，比吃藥效果還好，趕緊問我按的是什麼穴，怎麼按。我一一告訴了他。

這位朋友患的其實是心絞痛。所謂心絞痛，是由於冠狀動脈供血不足，導致一時性心肌缺血和缺氧，進而引發一系列症狀。心絞痛疼痛的部位多位於胸骨後，範圍不局限，邊界不清晰，就像手掌大小的範圍，而且每次發作時的疼痛部位都相對固定，有時候疼痛會放射到左肩或頸部。疼痛持續的時間一般為 3 ～ 5 分鐘。如果持續疼痛半個小時以上就要及時就醫，否則會有急性心肌梗死的可能。

如果發生心絞痛，家裡還沒有藥了，就可以用力按壓內關穴，或者用彈撥內關穴部位的兩根筋的方法有緩解心絞痛症狀。為什麼內關穴在緩解心絞痛方面的效果這麼神奇呢？我們先來了解一下內關穴。

內關穴是手厥陰心包經上的穴位，是八脈交會穴之一。依據字面的意思來說，內是內藏，關是關口、關要，那麼內關穴實際上就是身體出入的要地。俗話說：「一夫當關，萬夫莫開。」意為在地勢險峻的地方，若是一個人把守著關口，就算上萬人也打不進來。內關穴就是這樣一個保護人體健康的重要關口。

因為**內關穴在心包經上，而心包則是心臟的保護傘，所以，內關穴可以算得上是心臟的保健穴位，是守護心臟的一個重要關口**，平時掐按這個穴位能夠舒緩疼痛、解除疲勞、寧心安神、寬胸理氣、宣肺平喘、緩急止痛、降逆止嘔、調補陰陽、疏通經脈，還可以調治冠心病、心絞痛等心臟方面的疾病。《針灸甲乙經》中記載「心澹澹而善驚恐，心悲，內關主之」；「實則心暴痛，虛則心煩，心惕惕不能動，失智，內關主之。」

內關穴在哪呢？**內關在前臂掌側，當曲澤與大陵的連線上，腕橫紋上 2 寸，掌長肌腱與橈側腕屈肌腱之間**。取穴的時候把手伸直，手掌向上，腕關節微微彎曲，能夠看到腕部的兩條橫紋。**從靠近手掌處的那條腕橫紋（第 1 腕橫紋）正中往直上量取 2 寸，該處就是內關穴**。按摩內關穴有 2 種方法，一個是用大拇指的指端按壓內關穴，力度稍微大一點，按一下起來一下，按一下

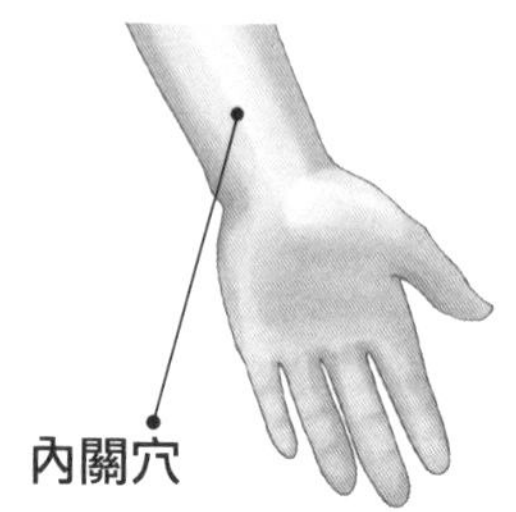

內關穴非常重要，當身體出現心痛、心悸或者胸悶的時候就可以按揉內關穴。

起來一下，持續 3 ～ 5 分鐘；還有一種方法是撥動內關穴部位的兩根筋，可以用大拇指的指端或者食指的指端來撥動 2 根筋，時間也為 3 ～ 5 分鐘。

內關穴除了可以緩解心絞痛、心悸和胸悶，它還能緩解暈車、暈船等眩暈症狀，如果家裡人有誰暈車或者暈船發生嘔吐，就可以按照我剛才介紹的按揉方法來按揉內關穴。除此之外，我再告訴大家個刺激內關穴的方法，這個方法很簡單，就是滾動硬幣。容易暈車、暈船的人平時乘車、乘船出行，完全可以選擇刺激內關穴的方法來緩解不適症狀，從而讓旅途變得更加愉快。

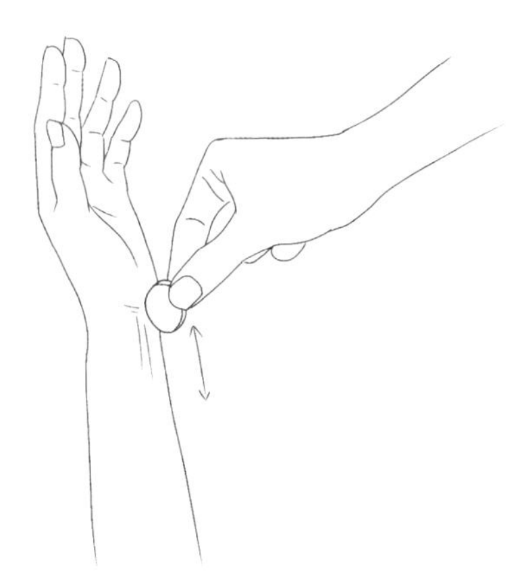

取一枚硬幣，將硬幣立起來，放在手腕靠近身體那側手兩條筋中間，接著用力滾動硬幣，對兩條筋之間的內關穴位進行按摩，這樣就可以起到很好的刺激效果。

除了以上作用外，**按揉內關穴還能有個重要的作用就是治療失眠**。中醫認為失眠「病位在心」，是心出了問題，有些人思慮過多，憂傷過多，操勞過多，心和脾就會受到影響，從而氣血虛弱、心神失養，進而導致失眠。**心神兩虛的人，往往多夢易醒，且伴有神疲乏力、頭暈目眩等症狀。而內關穴就可以安心寧神，讓你睡個好覺**，在用內關穴治療失眠的時候，我們最好還要配伍神門穴、百會穴和安眠穴一起用。

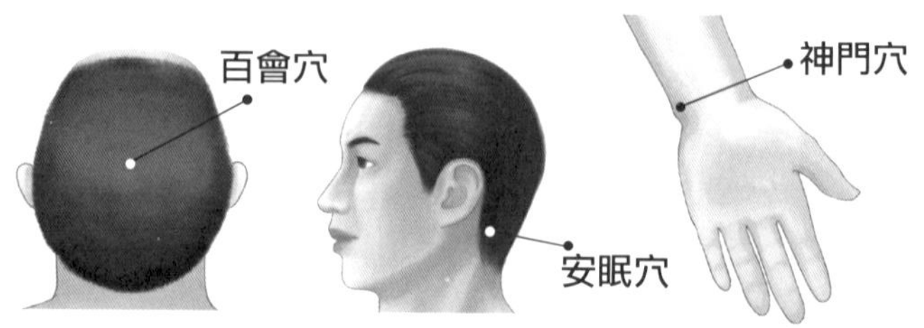

內關穴、神門穴、百會穴、安眠穴，這幾個穴位是治療失眠的特效穴位。

神門穴是手少陰心經上的原穴。它位於手腕部，手腕掌側橫紋的尺側，腕屈肌腱橈側的凹陷處。取穴的時候可以把手掌朝上，手掌小魚際上角有 1 個突起的圓骨，從圓骨的後緣向上用力按，能按到 1 條大筋，這條大筋外側緣與掌後橫紋的交點就是神門穴。神門穴這個穴位善於治療「神」之疾病。「五臟有疾取之十二原」，所以神門通治各種神志方面的疾病。**神門穴和內關穴相配，能夠寧心安神，我們針灸醫生大多把它們作為治療失眠的主穴。**

百會穴在頭頂，前髮際直上正中 5 寸。大家看看人體經絡穴位圖就知道，百會穴是手三陽經、足三陽經、足厥陰經、督脈的交會處，通常所說的「三陽五會」就是百會穴。**百會穴有提陽氣、醒神開竅的作用，能治療氣血不足、肝火旺盛、風邪侵襲引起的頭暈、頭疼**，我們臨床上常將它作為治療頭痛的首選穴。

安眠穴是治療失眠的經驗效穴，善於治療失眠症狀，看名字就知道，安眠穴是經外奇穴，在頸部，翳風穴與風池穴之間。取穴的時候，先找到耳垂後下方的凹陷處的翳風穴，再找到項部大筋外側的風池穴，用手在 2 點之間畫一條線，線的中點就是安眠穴。這四個穴位是治療失眠的基本穴位，自我治療，可以採用按摩的方法，**分別對它們按摩 3 ～ 5 分鐘，每天 1 ～ 2 次**。用艾灸的效果更好，可以用艾條溫和灸，每個穴位灸 10 ～ 20 分鐘，可以睡前灸，這個方法對入睡困難的人效果尤其好。

神門

主治健忘、失眠的奇穴

| 穴位小檔案 |

穴位名：神門
功效：補益心氣、養心安神。
適應證：健忘、失眠、癡呆、心痛、心煩、心悸等。
用法：按揉，每天 2 次，每次 3 ～ 5 分鐘。

我有個朋友打電話來，說他最近特別容易忘記事情，記性特別差，鑰匙放在櫃子上，一會兒的時間就忘記放哪了，再找就找不到了，想也想不起來。上班的時候也是，剛才放好的檔案，同事再問他就忘了放哪了，他有時候在想是不是自己真的老了。我問他最近睡眠怎麼樣，他說睡眠也不太好，有時候醒了就睡不著了，一直到天亮。

我告訴他沒事的話可以來我診所，我幫他免費針灸治療，他高興地直說好。過了幾天，他真的來找我了，我檢查了 1 遍，然後針對他的情況制定了一套治療方案。還囑咐他回家沒事的時候就按摩神門穴，對輔助治療健忘失眠等症有很好的療效。後來我這個朋友堅持治療了 1 個多月，健忘的症狀就好了，這期間也沒有忘記在家按摩神門穴。

為什麼健忘失眠要按摩神門穴呢？要想回答這個問題，我們先來了解一下神門穴。神門穴屬於手少陰心經，是心的原穴，心主血脈，負責將血液運送到全身各處以濡養身體的各個器官。**在中醫看來人之所以會出現記憶力減退的症狀，愛忘事，精神疲倦，容易失眠等症，根源在於心脾氣血兩虛，所以要想改善這種症狀就要補血養心，而神門穴就有這個功效**，它可以補益心氣、養心安神，治療健忘、癡呆、失眠等症。

那麼神門穴在哪呢？我們又如何按摩它呢？**神門穴在腕部，取穴的時候仰掌，手掌小魚際上角有一個突起的圓骨，圓骨後緣向上處能夠摸到1條大筋，大筋外側緣（橈側緣）與掌後橫紋的交點就是神門穴**。按摩的時候就用大拇指的指端對準神門穴進行按揉，每次3～5分鐘，每天2次。

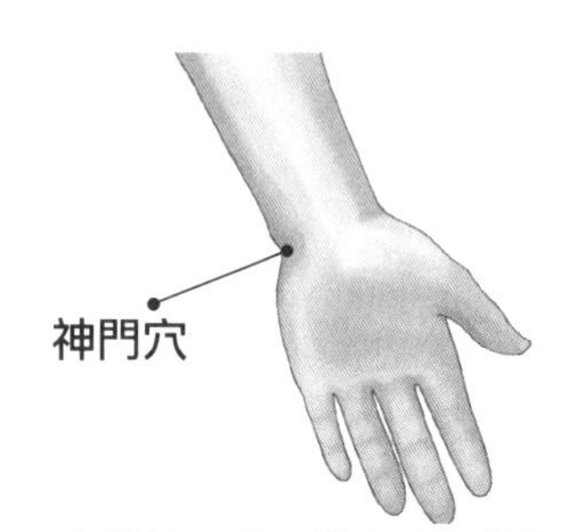

中醫認為，心藏神，「五臟有疾，當取之十二原」，所以神門穴通治各種神志病。

其實神門穴不僅可以輔助治療健忘、失眠、癡呆等神志病，它還能調節心臟的功能，因為它是手少陰心經的原穴，能夠調動心經的元氣，所以它還**能治療有關心臟方面的疾病，比如心痛、心煩、心悸**。在保護心臟方面，神門穴通常與大陵穴和太淵穴一起配伍使用。

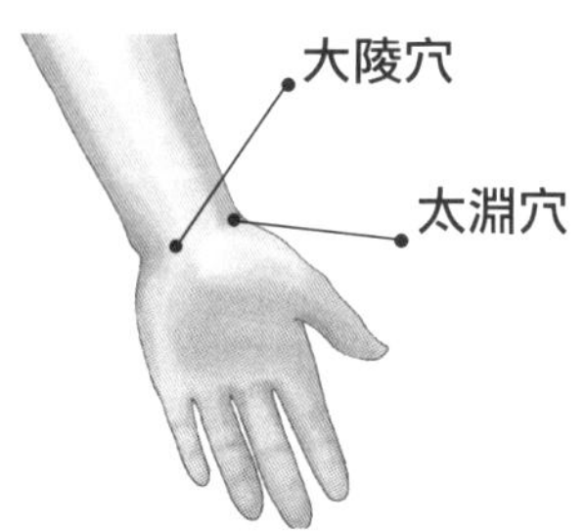

在養心血方面，神門穴、大陵穴和太淵穴一起配伍使用，調理效果較明顯。

我們先來了解一下大陵穴，大陵穴是手厥陰心包經的原穴和腧穴，它位於腕掌橫紋的中點處，當掌肌腱與橈側腕屈肌腱之間。既與心包經的元氣密切相關，又是輸送心包經元氣的重要通道，所以它有很好地養心氣和養心血的功效，主治心痛、心悸、胸脅脹痛等疾病。

接著我們再來說一下太淵穴。太淵穴是肺經上的穴位，它位於腕掌側橫紋橈側端，橈動脈搏動處。可以扶正祛邪、通調血脈，主治胸痛、咳嗽等疾病。

我告訴大家 1 個既簡單且效果極佳，又同時可以按摩這幾個穴位的方法，同樣可以達到養心養血和扶正祛邪的目的，這個方法不要求時間和條件，沒事的時候就可以做。這種按摩方法，老人可以提高免疫力，女人可以美容養顏，調節神志，總之，這個動作是一個既簡單又有效的養生保健方法（見下圖所示）。

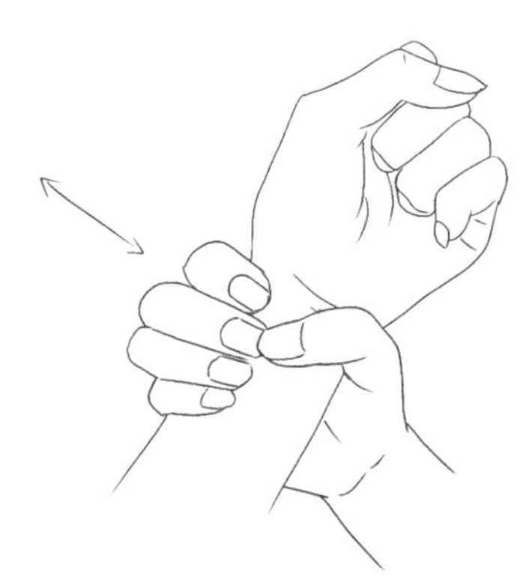

右手攥起左手手腕，中指和大拇指對合，來回搓，即可按摩到 3 個穴位。

太淵

補氣強身的平安穴

｜穴位小檔案｜

穴位名：太淵
功效：補氣養肺，止咳平喘。
適應證：外感、咳嗽、氣喘、咽喉腫痛、胸痛、無脈證、心動過速、心絞痛。
用法：按摩，每次 2 ～ 3 分鐘；艾條灸，每次 10 ～ 15 分鐘。

我有一位朋友是老師，對學生非常負責任，而且有耐心。他很少批評學生，就算哪個孩子調皮犯了錯誤，他也是苦口婆心地勸導，我們都很尊敬他。雖然我們關係不錯，但平時都各忙各的事業，見面的機會也不是很多，有一次他打來電話敘舊，彼此寒暄了幾句之後，我就聽出來他的聲音有些有氣無力。「怎麼回事啊？生病了？」我趕緊問他。「也沒什麼事，就是最近課比較多，說的話比較多，感覺有點氣短。」他說。「那不早說，是不是信不過我啊？」我將了他一軍。「不是不是，我正想跟你說呢……」他趕緊解釋。「好了，我跟你開玩笑的，告訴你個簡單的方法，每天按揉太淵穴，堅持一段時間就能看到效果了。」

又過了一段時間，我外出辦事，順便過去看望了一下這位朋友，他的情況已經大為改善，又可以用他富有磁性的嗓音跟我談笑風生了。其實不光是教師，像是銷售人員、醫生等說話比較多的人群也容易出現這種症狀。主要表現為：

身體感覺非常疲憊、說話有氣無力、聲音非常低。導致這種症狀的原因就是：肺氣虛。治療肺氣虛就要從肺經入手，中醫認為，肺主一身之氣，掌管身體的先天之氣。

太淵穴是肺經上的原穴，也就是肺經中元氣聚集最多的地方。透過刺激太淵穴可以使肺氣源源不斷地湧出，調動人體氣血，氣血足了，人就有勁說話了。

說了這麼多，那麼太淵穴在哪裡呢？我們又如何才能準確找到太淵穴呢？太淵穴其實很好找，**在我們大拇指的根部有塊突起的骨頭，用手指輕輕按在上面，能夠感覺到脈搏的跳動，這就是太淵穴了**，中醫號脈摸的也是這裡。刺激太淵穴的方法也很簡單，**用拇指輕輕按摩，感覺穴位處酸麻即可，每天早晚按摩 1 次，每次 300 ～ 400 下**，堅持大概半個月的時間，你就會發現氣虛發力的症狀有所改善。再堅持 3 個月左右，氣虛的症狀基本上就消失了。

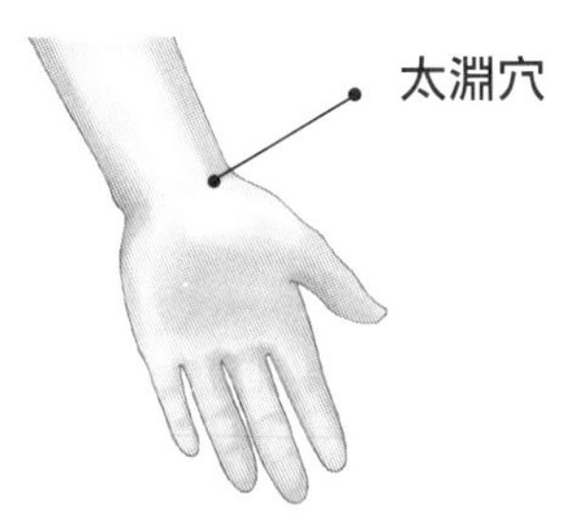

太淵穴不但可以調整肺氣的升降功能，同時可以疏暢三焦氣機。按摩刺激太淵穴，可以防治呼吸系統的眾多病症。

如果在按摩太淵穴的同時，配合用黃蓍泡水喝，效果會更加明顯。黃蓍是一味常見的中藥，經常用在食療中，補氣固表的作用非常明顯。著名學者胡適，曾就職於北京大學，有段時間講課過多就覺得身體非常虛弱，聲音也不像之前那樣洪亮，學生上課離得稍遠一點就聽不清楚。胡適便找到一位老中醫診治，老中醫讓胡適不必擔心，只要每天用黃蓍泡水喝就可以。胡適謹遵醫囑，堅持了一段時間後身體就復原了，說話的聲音也更加洪亮。

按摩太淵穴和用黃蓍泡水這兩種方法可以同時進行，非常方便實用。只要是感覺氣短乏力，身體虛弱的人都可以用，不會產生副作用。太淵穴也是老年人的保健穴，**有些老人每逢天氣變化就容易著涼咳嗽，特別到了凌晨 4、5 點的時候，咳嗽劇烈發作，根本無法休息**，只好起床。為什麼在凌晨 4、5 點咳得最厲害呢？因為這個時間段正是肺經當令，老年人由於受涼導致肺失宣降，就會在這個時候咳個不停。對付這種情況也**可以找太淵穴，每天按摩此穴位 2 ～ 3 分鐘就能起到止咳、平喘的效果。**

其實，咳喘病重在預防。有咳喘病的患者應該密切關注天氣變化，及時添衣保暖，儘量避免咳喘發作。關於這一點，古代醫家早有相關論述：「未發以扶正氣為主。」就是說在咳喘病尚未發作時就要激發身體中的正氣以抵禦邪氣入侵，這也是中醫「治未病」這一精髓思想的具體體現。**在咳喘病的預防上，太淵穴同樣可以發揮作用，按摩方法與止咳平喘的方法相同。**刺激太淵穴也可以用艾灸的方法：平躺，將艾條點燃後放在距離太淵穴 2 ～ 3 公分的上方，以皮膚感覺溫熱但不疼痛為宜，每次灸 10 ～ 15 分鐘就可以了。

還有一些老人有心律不齊的毛病，經常會感覺胸悶、心悸或全身無力。出現心律不齊不一定就是心臟發生了病變，可能跟情緒波動或劇烈活動有關，這種非病理性的心律不齊就可以按揉太淵穴來調節。心律不齊在中醫上屬於「心悸」的範疇，心氣不足就會誘發心悸，而我們已經說過太淵穴是肺經上的原穴，**刺激太淵穴可以很好地提升中氣，讓氣血上行，滋養心肺，從而調節心律，緩解心悸引發的不適。**

我有位朋友的父親年輕時當過兵，身體素質不錯，現在已經 70 多歲了還是挺硬朗。但有段時間經常感覺胸悶、心慌，早晨起床的時候症狀比較嚴重，甚至會感覺呼吸困難，到醫院去檢查，醫生說心臟沒有任何問題。但這個毛病依舊會時不時地發作，家人都很擔心，後來他找到我，我詢問了情況，了解到心臟沒有什麼病變，應該就是心氣不足的問題，就告訴他：每天睡醒後不要急著起床，先把右手搭在左手手腕的太淵穴上給自己「號號脈」，感受一下脈搏的跳動。如果脈搏跳動得比較平穩、有規律，就沒什麼問題；如果脈搏跳動比較急，比較亂，不平穩，就可以按揉太淵穴 2 ～ 3 分鐘，感覺心律正常了再慢慢穿衣起床。

另外，很多老年人的心律不齊，其實與情緒有很大關係。有些老年人從年輕時就脾氣急躁，遇事容易生氣、發火，而劇烈的情緒波動就會引起血壓驟然升高、心臟病突發甚至猝死，老年人尤為如此。對於這些老年人，要想身體好，首先就要改掉自己的急脾氣，遇事不慌不亂。自己操勞一輩子，到了安養天年的時候了，凡事都應該看得透，想得開，放得下，少操心，更不要過多去干涉兒女的生活。要知道「兒孫自有兒孫福」，自己有自己的活法，兒女有兒女的活法，只要自己保持豁達的心態，把身體養得壯壯實實，讓兒女少擔心，這就是對家庭最大的貢獻了。

勞宮

醒神、瀉心火的特效穴

｜穴位小檔案｜

穴位名：勞宮
功效：清瀉火熱、開竅醒神。
適應證：心痛、嘔吐、口瘡、口臭、中風昏迷、中暑、癲癇狂等。
用法：按摩，時長不限，以局部感到酸脹為度。

有一次一位女士來找我，說她最近身體不太好，晚上睡不著，白天沒精神，手心還總是出汗。明明天氣不熱，手心的汗卻特別多，上班的時候握一會兒滑鼠，滑鼠墊都是濕的。我問她最近工作怎麼樣，是不是覺得很累？她說：「是，最近接了新的專案，壓力非常大，經常覺得心裡煩躁，吃飯也沒胃口。晚上睡覺時腦子裡還都是工作上的事，總是失眠。就算睡著了，做夢也都與工作有關，在夢裡還是焦慮、著急。」

我聽了她的講述，心裡已經大致明白是怎麼回事了，就告訴她：「你的病其實並不複雜，失眠也好、手心出汗也好，都是因為你心裡焦慮，吃不下，睡不好，慢慢就積攢了很多心火。而汗為心之液，人過於緊張、焦慮時就會導致心火妄動，表現出來的就是手心出汗。要解決這個問題也不難，首先還是你的心態要平和，遇到事情去想辦法解決，實在解決不了就去尋求別人的幫助，實在不行就放棄，而不是自己跟自己較勁。再就是要學會休息，不是說

『會休息的人才會工作』嘛，要學會忙裡偷閒，中午盡量能抽時間休息一會，多則半小時左右最好，少則 10 分鐘也行，閉上眼睛，心靜一會。還有就是你可以按摩手上勞宮穴，這個穴位是專門去心火的，用大拇指用力按壓，每次 1 分鐘左右就行，每天按個 2 ～ 3 次。」

聽完我囑咐這幾點，這位女士很放心地走了，並且表示一定會按照我說的做。果然，過了半個月左右她再來的時候，看上去就精神了很多，手心出汗的毛病也沒有了。她還說，自己一直在堅持按揉勞宮穴，每次感覺緊張或者想發火的時候，按按這個穴位就會覺得心裡平靜了一些，覺得挺神奇的。

我跟她解釋，這其實並不神奇，勞宮穴是手厥陰心包經上的穴位，心包經是做什麼的？它的作用就是保護我們的心臟。心臟的重要性就不用我說了吧，我們的想法、情緒都是由心臟控制的，所以你生氣、著急、傷心、高興等都會影響到心，我們說心情好或不好，這都是有原因的。

勞宮穴是心包經的「滎穴」，什麼叫「滎穴」，就是說我們的脈氣從這裡開始會逐漸增強，透過刺激這個穴位能夠使整條經脈上的脈氣增強。心包經的力量增強了，就是加強了對心臟的護衛，就能減少外邪對心臟的傷害。心主神明，外界對心的侵擾減少了，心就會感覺清明了、舒服了，人的思維也會變得清晰、情緒也會變得比較平和。這位女士聽了我的解釋，又一次讚歎了這個小小穴位的功效，很高興地走了。

不過，在這裡我還是要多說幾句，任何 1 個穴位都不是萬能的，它能保護你的身體，卻不能阻止你對身體的傷害。如果根本控制不住自己的情緒，不能很好地調節自己的心情，別說哪個穴位，就算神醫在世也無能為力。這就好比添 1 把柴，又在鍋裡倒 1 瓢涼水，水永遠也燒不開。所以，求醫先求己，自己先做出改變，再加上醫生的治療，身體才能恢復健康。

說了這麼多，那麼勞宮穴到底在哪裡呢？**勞宮穴的位置非常好找，握拳屈指時，中指指尖所對的地方就是**。刺激勞宮穴的方法比較多樣，也都很方便。**可以用拇指或小木棒、鉛筆等按壓，也可以 2 手掌的勞宮穴互相摩擦，時間地點不限，經常按揉可使心火下降，促進睡眠**。有些老年人喜歡在手裡拿兩個核桃轉來轉去，看似無聊之舉，其實也能刺激勞宮穴，能養身健體。

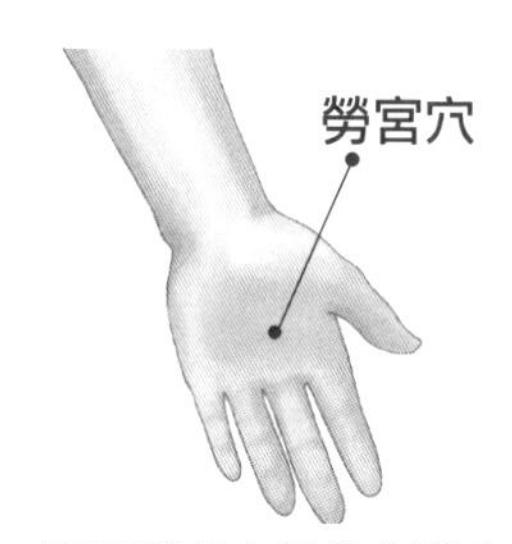

中醫認為，按摩勞宮穴能夠起到定心寧神、鎮靜醒腦的作用。

自古以來，勞宮穴就是醫家常用的治療神志病及心病的特效穴，比如**失眠、抑鬱、心煩、神經衰弱等與「心」有關的病都可以用勞宮穴來治**，也有人把勞宮穴稱作「心臟休息的宮殿」。《黃帝內經》中說：「故諸邪之在於心者，皆在於心之包絡。」意思就是：心包經要代替心臟受邪。而勞宮穴是心包經最早的原穴，在保護心臟方面是義不容辭的。所以，**不管什麼時候我們覺得心裡不太舒服、有點慌亂、勞累、緊張了，都可以透過按揉勞宮穴來緩解**。

口腔糜爛、小便短赤，也能找勞宮穴幫忙，因為這些症狀都是上火造成的。勞宮穴對便秘也有效果。現在很多上班族每天很少運動，再加上飲食不規律，被便秘折磨的人不在少數。**若在每天早晨 7 點鐘左右能按摩一會兒勞宮穴，就會很快產生便意。這是因為從全息理論來看，勞宮穴所處的位置正在腸胃**

反射區的位置，透過按摩勞宮穴也能促進腸胃蠕動，從而緩解便秘的症狀。這個方法有人試過，的確管用，但不一定對所有人都適用，還是要根據自己的具體情況而定。

在治療手心多汗時，勞宮穴可以配合少府穴一起使用，效果更好。按摩少府穴的方法與勞宮穴相同。

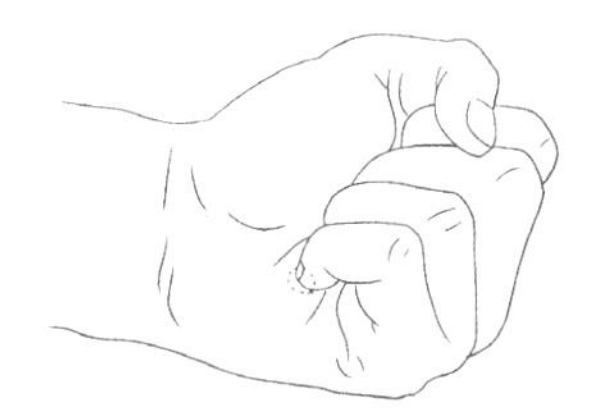

少府穴是心經上的穴位，在手掌第 4、第 5 掌骨之間，屈指握拳時小指尖所對的位置就是。

勞宮穴、少府穴再加上腳心的湧泉穴還可以治療五心煩熱。所謂五心煩熱就是雙手手心、雙腳腳心發熱，有向外冒火的感覺，再加上心情煩躁無法平靜，中醫稱為五心煩熱。這裡提到的湧泉穴，大家應該非常熟悉了，這是人體中有名的長壽穴，我們經常說的「搓腳心」其實搓的就是湧泉穴。很多老年人喜歡在臨睡前用手心搓腳心，在刺激湧泉穴的同時也刺激了勞宮穴，這兩個穴位又分別是腎經和心包經上的重要穴位，同時刺激這兩個穴位可使心腎相交，對老年人常見的失眠、高血壓都有效果。

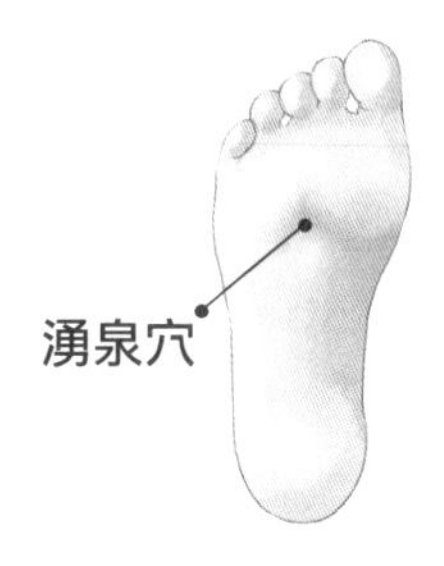

透過推搓湧泉穴，可以對腎、腎經及全身起到由下到上的整體性調節和整體性治療的作用。

曲池

清熱解表的特效穴

|穴位小檔案|

穴位名：曲池
功效：疏風解表、清熱利濕。
適應證：熱病、咽喉腫痛、牙痛、目赤痛、頭痛、眩暈、癲狂、上肢不遂、手臂腫痛、癮疹、腹痛等。
用法：按揉，每天 2 次，每次 3 ～ 5 分鐘；艾條溫和灸，每個穴位灸 10 ～ 15 分鐘，每天 1 次。

有一次我在門診看病，有個小夥子扶著一個 50 多歲的太太進來了，太太臉紅紅的，一點精神也沒有，小夥子說他媽媽這 2 天發燒了，吃藥也不怎麼管事，白天燒得不是很厲害，但是一到了晚上就嚴重了。檢查完了以後，我便幫她行針，還告訴她回家沒事的時候按摩曲池穴、大椎穴等幾個穴位，對於治療發燒有很好的輔助治療作用。後來這個患者堅持做了 3 天的針灸，還在家堅持按摩曲池穴等穴位，病終於好了。

治療發燒我為什麼告訴她要用到曲池穴呢？其實，導致發燒的原因有很多，高熱不管是外感還是內傷引起的，是寒邪還是熱邪引起的，大多都有一個**共同的特點，那就是體內氣機不暢、內外不通，致使人體不能像正**

常情況下那樣內外通調，陽氣被鬱閉在體內，從而化成熱和火。而曲池穴就具有疏風解表、清熱利濕的功效，所以治療發燒、感冒是非常對症的穴位。曲池穴屬於手陽明大腸經，它位於肘部，位置很好找，單看名稱就知道。「曲」是彎曲，彎曲肘部關節。「池」是池子、凹陷。你彎曲肘部的時候，肘關節橈側有個肘橫紋頭，曲池就是在肘橫紋上。

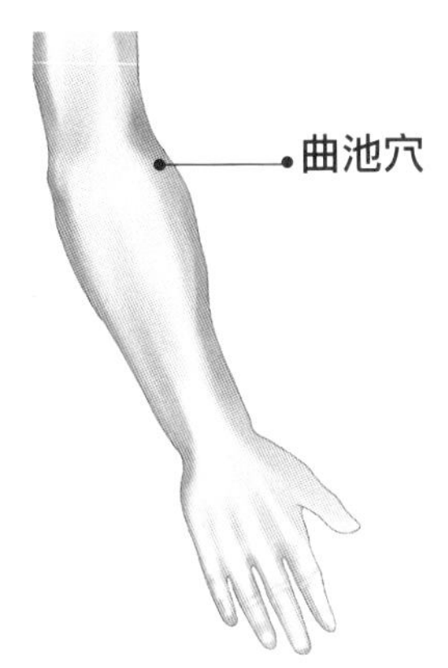

刺激曲池穴，可轉化脾土之熱，燥化大腸經濕熱，提供天部陽熱之氣。

中醫認為陽明經是多氣多血的經脈，氣也充足，血也充足。肺主皮毛，風寒等外邪侵犯人體，首先與體表的皮膚、毛髮接觸，從而使肺受到傷害，引發呼吸系統病症，人便出現發熱、咳嗽等一系列表證。手陽明大腸經與手太陰肺經相表裡，這 2 條經絡是十二正經中的 1 對夫妻，所以調節手陽明大腸經的功能同樣能夠治療手太陰肺經的問題，所以曲池穴清熱解表的效果非常好，是治療感冒、發燒、哮喘以及皮膚科病症的主要穴位。其實在**治療發燒感冒時，除了用到曲池穴，還可以用大椎穴、合谷穴和外關穴**。這幾個穴位配伍使用，效果會更好。

大椎穴是督脈和手三陽經、足三陽經的交會穴。大家注意了，這一點非常重要，你看，督脈循行於人體背部正中，統一身之陽，人身上的 6 條陽經與督脈相交，由督脈統領，交在哪？就在大椎穴。陽主表，大椎穴是督脈與身體上十二正經中的所有陽經的交會點，所以**大椎穴是「純陽主表的穴位」，善治一切表證**。表證是什麼？表證是病變部位在體表、病情較淺的疾病，像惡寒、發熱等都屬於在表的病症。**大椎穴是解表退熱的常用穴，尤其善於治療由外感寒邪導致的熱病**，選取大椎穴清熱解毒，最好的辦法就是對大椎穴針刺放血，先對穴位處皮膚和針進行簡單的消毒，再用三棱針或者採血針點刺穴位處，然後迅速擠出 3 ～ 5 滴血，退熱效果很顯著。如果針刺放血後再拔火罐，退熱效果更強。

那麼大椎穴在哪呢？**大椎穴在項部後正中線上，第 7 頸椎棘突下的凹陷處。取穴的時候我們低頭，頸部和背部交界處有一個高突並能隨頸部左右擺動而轉動的骨頭就是第 7 頸椎，其下緣的凹陷處就是大椎穴。**

說完了大椎穴，我們再來說一下合谷穴，**合谷穴是手陽明大腸經上的穴位，和曲池穴一樣，也有清熱解表的功效**。它在手的虎口附近，取穴的時候你把**五個手指併攏伸直，拇指和食指掌骨之間便有一塊肌肉隆起，隆起的肌肉的頂端就是合谷穴**。而外關穴也是大家不能不知道的穴位，它是八脈交會穴之一，通奇經八脈中的陽維脈。陽維脈有個重要的功能，就是「主一身之表」，高熱是個典型的表證，所以外關穴是解表退熱的要穴，感冒、熱病和瘧疾等常見表證都可以用外關穴來治療。外關穴在手前臂的背側，腕橫紋的上 2 寸，取穴的時候，在腕背橫紋中點往上取 2 橫指就是。

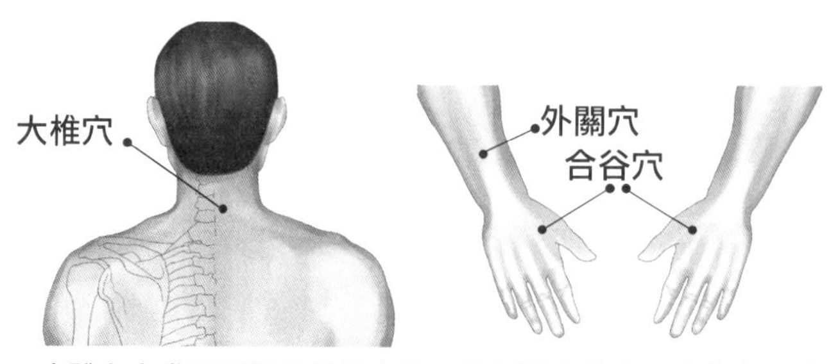

人體上有幾個退熱的特效穴位，它們是大椎穴、合谷穴、外關穴，退熱效果立竿見影，我們可以稱它們為身體裡的「阿司匹林」。

如果高熱不退，可以先對大椎穴針刺放血 3 ～ 5 滴（放血後拔上一個火罐效果更好），再分別按揉曲池穴、合谷穴和外關穴 3 ～ 5 分鐘。也可以用簡單的按摩方法，先用食指指尖用力掐按大椎穴，每隔 5 秒鐘放鬆 1 ～ 2 秒鐘，再用力掐按，再放鬆，如此進行 3 分鐘左右。再把拇指放在大椎穴上，用拇指肚用力點按大椎穴，按一下鬆一下，再按一下鬆一下，如此反覆 2 分鐘。

再用拇指和食指捏住大椎穴，用力捏按 3 分鐘左右。再用拇指和食指反覆捏按合谷穴 3 分鐘左右，然後用中指叩擊外關穴 2 ～ 3 分鐘，每分鐘叩擊約 200 下。再用拇指用力掐按外關穴 2 ～ 3 分鐘，這一套按摩方法，每天做 2 ～ 3 次，一般 2 天左右就能徹底退燒。如果退熱效果還是不明顯，可以在大椎穴上針刺放血 10 毫升左右。

曲池穴不僅可以治療發熱症狀，按摩它還能輔助治療高血壓，如果家裡有人得了高血壓，按摩此穴就可以控制血壓。按摩曲池穴治療高血壓不是空穴來風，而是有醫典可以查詢的，《金鑒》中說曲池穴「主治中風，手攣筋急，痹風瘧疾，先熱後寒等證」。中風雖然不能跟高血壓畫等號，但是一般中風都是由高血壓引起的，所以按摩曲池穴就能治療高血壓。怎麼按摩呢？你可以用大拇指指端來按揉此穴，每天 3 ～ 5 分鐘，每天 2 次。也可以用艾灸的方法，每天溫和灸 10 ～ 15 分鐘，每天 1 ～ 2 次。

另外，**曲池穴和合谷穴、後溪穴、中渚穴配伍可以治療手部凍瘡**。嚴寒季節，寒邪最容易侵襲皮膚，導致手部氣血運行不暢，寒凝瘀滯，從而引發凍瘡。為什麼這幾個穴位可以治療凍瘡呢？合谷穴在手背部，用它是近部選穴，同時它屬於手陽明大腸經，陽明經的一個顯著特點是多氣多血，所以用它能調動人體氣血，起到行血化瘀的作用。曲池穴與合谷穴一樣，也有宣通經氣、通經活絡的作用。後溪穴在手掌尺部，微握拳，手掌第 2 橫紋尺側端就是。中渚穴在手背部，取穴的時候俯掌，手背第 4、第 5 掌骨頭之間的掌指關節後方的凹陷處就是。這 2 個穴位都在手上，使用它們主要是調理手部氣血。

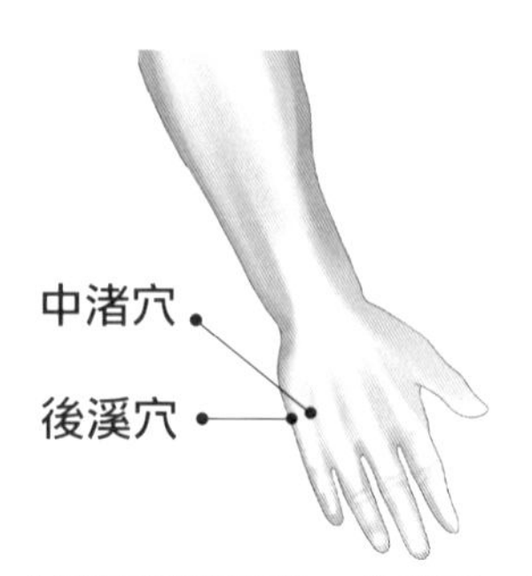

將後溪穴、中渚穴與曲池穴、合谷穴一同艾灸，對早、
中、晚期的凍瘡都有效。

怎麼艾灸呢？可以在阿是穴（凍瘡部位）處用附子餅隔物灸 5 壯，再用艾條對其他幾個穴位雀啄灸，就是一遠一近地灸，每個穴位灸 15 分鐘左右。在凍瘡部位處貼敷，也可治療凍瘡。取青紫色鮮辣椒 1 個，加水煮半個小時後取液 50 克，然後加入苯酚 2 克、甘油 50 毫升混合，把紗布放在混合液中浸泡後敷在凍瘡部位，每 12 個小時換藥 1 次，治癒為止。這個方法對凍瘡的早、中、晚期都有效。也適用於腳部的凍瘡。

其實曲池穴治療的疾病範圍非常廣泛，它除了能輔助治療發燒、感冒、高血壓外，還能治療咽喉腫痛、牙痛、頭痛、眩暈、手臂腫痛、腹痛、吐瀉等，所以如果想要防治這些疾病，就可以找曲池穴來幫忙。

列缺

專治頭頸問題的神奇大穴

|穴位小檔案|

穴位名：列缺
功效：祛風通絡、宣肺止咳、利氣止痛。
適應證：祛風通絡、宣肺止咳、利氣止痛。
用法：治療脖子以上的疾病，如頭痛、項強、咳嗽、氣喘、咽喉腫痛、齒痛等。

有一次參加高中同學聚會，我跟一個 IT 男坐在一起，他和我是高中時候很要好的同學，現在是某公司的總經理。因為很長時間都沒見面了，所以見面後就聊得很高興，聊著聊著，我發現張同學不時用自己的右手去摸脖子，我問他這是怎麼了，他說感覺脖子僵硬，可能是長時間對著電腦的原因。

我告訴他沒事的時候按摩一下列缺穴、大椎穴就可以緩解這種不適感。由於這個同學和我不在同一個城市，所以沒辦法針灸治療，所以只能用這個辦法了。張同學後來打電話來，說他最近工作間隙沒事的時候就按摩列缺穴和大椎穴，脖子舒服多了。

治張同學脖子僵直、不適為什麼要按摩列缺穴呢？要回答這個問題，我們先要了解一下列缺穴。列缺穴是手太陰肺經上的絡穴，它與手陽明大腸經在此溝通，另外，**列缺穴還是八脈交會穴之一，通於任脈**。所以本穴不僅可以治療肺咳氣喘，而且還能治療心、胃氣痛等任脈病症。其實**列缺穴最大的作用就是治療頭頸部疾病**。《四總穴歌》中說「頭項尋列缺」。意思就是說**凡是脖子以上的疾病都可以找列缺穴來幫忙**。現代人工作都要對著電腦，一坐就是一整天，時間長了就容易導致頸椎病。張同學就是典型的頸椎病，脖子僵硬、疼痛。所以治療這個病的時候離不開列缺穴。

列缺穴在哪呢？列缺穴在前臂橈側緣，橈骨莖突上方，腕橫紋上 1.5 寸，當肱橈肌與拇長展肌腱之間。如何取穴呢？ **2 手虎口自然交叉，一手食指按在另一手的橈骨莖突上，食指按到的凹陷處就是列缺**。「列缺」在古代就是指閃電，列是分開，缺則是指破裂，閃電的形狀就是一分為二的，中間有一條裂縫，所以稱之為列缺。很巧的是，這個穴在解剖上的位置就正好位於兩條肌腱之間，也就是上面所說的肱橈肌與拇長展肌腱之間。所以列缺穴之名實在是實至名歸。

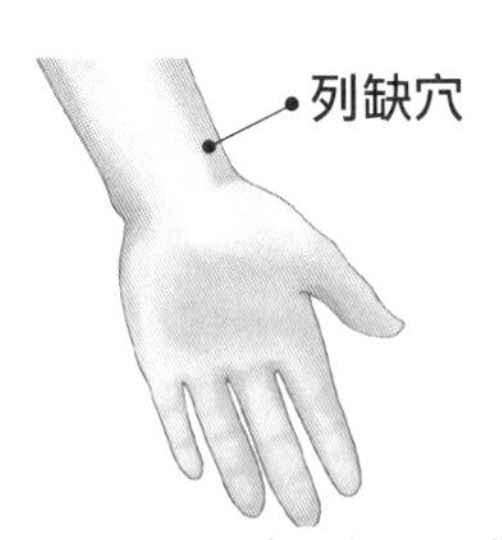

在該穴處按摩，除有助於治療頭部、項背部病證之外，
還能治療腕臂部病變。

治療頸椎病，我們也離不開大椎穴，大椎穴在第 7 頸椎棘突下凹陷處，把頭低下，脖子最高處那個點下邊有個間隙，大椎穴就在那兒。大椎穴屬於督脈，督脈統領全身的陽氣，**刺激大椎穴能夠激發身上所有陽經的陽氣，從而起到通經活絡的作用**，這也是中醫上講的「穴位所在，主治所在」的原則。

也就是說穴位在哪，就能治療哪的疾病。上面這 2 個穴位搭配使用可以祛風解表、理氣止痛，有頸椎病的人不妨找這兩個穴位幫忙。如何刺激它們呢？當你**工作 1 個小時後，就可以停下來按摩這 2 個穴位，每個穴位按摩 3 ～ 5 分鐘，每天 1 ～ 2 次**。如果有時間還可以用艾灸的方法，每個穴位溫和灸 5 ～ 10 分鐘，每天 1 ～ 2 次。

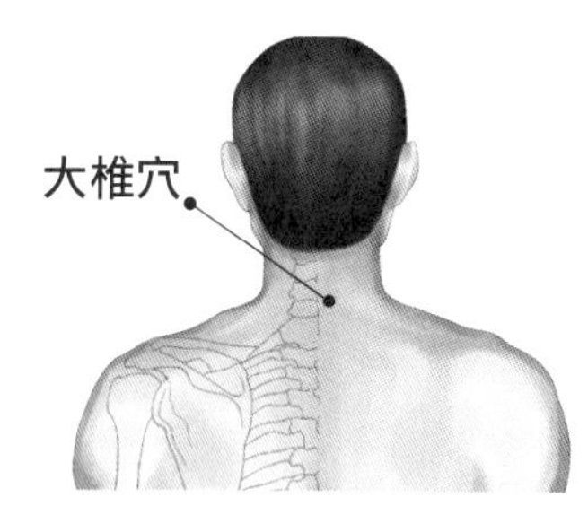

除按摩外，在大椎穴部位的皮膚塗抹具有治療跌打損傷功效的按摩油，還能起到治療肩頸不適的功效。

由於列缺穴可以治療脖子以上的疾病，所以它不僅可以治療頸椎病，**還能治療頭痛、眩暈、咽喉腫痛、齒痛、落枕等疾病**。當人感到頭痛眩暈的時候，刺激列缺穴，能夠很好地使人清醒。就好比打雷閃電，有掃蕩乾坤的功能，能夠使陰霾消散，讓天氣重新恢復晴朗，所以列缺穴被稱為「雷電之神」。可見，**列缺穴是治療頭頸疾病的大穴，生活中，遇到頭頸部位不適的時候千萬別忘了求助於列缺穴。**

尺澤

清肺瀉熱，治療咳嗽的首選

｜穴位小檔案｜

穴位名：尺澤
功效：清肺瀉熱、宣肺利咽。
適應證：咳嗽、氣喘、咳血、潮熱、胸部脹滿、咽喉腫痛、急性腹痛吐瀉等。
用法：按揉，每天 2 次，每次 3 ～ 5 分鐘。艾條灸 15 分鐘，每天 1 ～ 2 次；拍痧，直到把痧拍出來。

我記得去年的秋天，有位患者來門診看病，他說最近咳嗽得厲害，還伴有口乾、便秘和發燒的症狀。我做了檢查，發現就是因為秋燥肺實熱引起的咳嗽，我要他別著急，透過針灸就可以治癒。除了要堅持針灸治療外，我還叮囑他，回家每天按摩一下胳膊上的尺澤穴，對於輔助治療實熱咳嗽非常有效果。後來這位患者完全按照我說的話去做了，結果 1 個星期病就好了。

為什麼在治療這位患者咳嗽的時候我用到了尺澤穴呢？我們先了解一下尺澤穴。尺澤，意為如水之歸澤。水能清熱瀉火，尺澤為肺經五腧穴中的合穴，五行屬水，為肺經的子穴，故最能清熱瀉肺。按照「實則瀉其子」的取穴方法，**凡是屬於肺熱引起的各種證候，如發熱咳嗽、咳血、痰黃氣喘、咽喉腫痛等都可以找此穴，能收到清肺瀉熱、宣肺利咽的功效。**

到了秋天，由於天氣乾燥，人的肺就容易受傷，因為肺是一個非常嬌氣的器官，它喜歡濕潤的環境，對乾燥的環境特別敏感，所以人到了秋天最容易出現肺熱咳嗽的症狀。但是大家一定要注意，這種咳嗽一定是肺實熱引起的咳嗽，這種咳嗽有什麼症狀呢？**口乾、便秘、發燒、鼻涕帶黃、痰厚且黃。這種症狀往往是實熱引起的咳嗽，用尺澤穴是對症的**，因為尺澤穴最大的作用就是泄熱、清熱。所以到了秋天不管是老人還是孩子，在出現肺熱咳嗽的時候都不妨按摩一下尺澤穴，這樣把肺的熱瀉了，病也就好了。

那麼尺澤穴在哪呢？又如何按摩呢？尺澤穴在肘橫紋上，肱二頭肌腱橈側凹陷處。取穴的時候**把手掌朝上，肘部微微彎曲，先在肘彎裡摸到 1 條大筋，該條大筋的橈側緣與肘橫紋的交點就是尺澤穴**。對於尺澤穴，我們可以透過拍痧的方式來刺激，**四指併攏，手臂略彎，中指點到尺澤穴的位置上，然後進行一下一下地拍打**。拍的力量要大而均勻。開始拍的時候，尺澤穴部位的皮膚會變紅，然後繼續拍會慢慢出痧。容易出痧的人是熱性症狀比較重的人。

尺澤穴不僅可以治療肺熱咳嗽，它還是女性美麗的護身符。因為肺一旦有熱、有毒，臉上的皮膚就會變得敏感、乾燥或者起痘，所以為了防止出現這種糟糕的症狀，我們也可以求助於尺澤穴。**愛美的女性不妨在上班的閒置時間，或者在家看電視的時候，就用手掌去拍尺澤穴這個部位，要把痧拍出來才有效果**。除了拍痧的方法，我們還可以按揉和用艾條灸，每天按揉 3 ～ 5 分鐘，每天 2 次，艾灸每次 15 分鐘左右，每天 1 ～ 2 次。

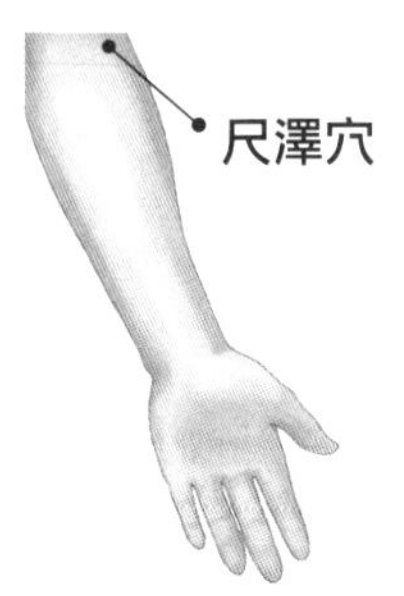

按摩尺澤穴可泄肺熱，因此對於肺經熱引起的咳嗽氣喘、胸部脹痛等病症是有效的。

其實對於尺澤穴來說，我們還可以用它來補腎。這又是什麼原理呢？因為尺澤穴是合穴，「合穴屬水，內應於腎」，而尺澤穴所屬的是肺經，屬金，金能生水，而水就對應著腎，所以按摩尺澤穴能達到補腎的目的，這個補腎的方法叫做「瀉肺補腎法」。也就是說按摩這個穴位可以把身體的能量進行轉化，都轉化給了腎臟。所以中老年人要想補腎、強健身體也可以刺激尺澤穴。

少澤

讓嬰兒吃飽、吃好的大英雄

|穴位小檔案|

穴位名：少澤
功效：促進氣血運行，調節陰陽平衡。
適應證：頭痛、目翳、乳汁少、咽喉腫痛、耳聾、耳鳴、昏迷等。
用法：點按，每天 2 次，每次 3 ～ 5 分鐘。艾條灸 15 ～ 30 分鐘，每天 1 次。

去年我內人的表妹生孩子，我和她去表妹家探望，見面後寒暄了幾聲，表妹就開始跟我說，生完孩子 10 來天了，奶水還是很少，孩子吃都不夠，只能給孩子買奶粉吃了，但聽說給孩子餵奶粉不如母乳好，可是她母乳又不夠，非常著急，問我有沒有好的辦法。我說別著急，做幾次針灸就好了。除此之外，我還告訴她，沒事的時候刺激小手指外側的少澤穴，對於緩解這種乳汁不足的症狀有非常好的輔助治療作用，她急忙問我，少澤穴在哪，怎麼刺激，我一一都教給了她。

後來，經過我 2 周的針灸治療，再加上她一直堅持刺激少澤穴，乳汁分泌多了，完全夠孩子吃了，表妹非常高興，說以後孩子就可以不吃奶粉了。

為什麼我讓她刺激少澤穴呢？少澤穴為什麼能促進乳汁分泌呢？要回答這些問題，先讓我們來了解一下這個穴位。少澤穴是手太陽小腸經之穴，

《黃帝內經》說小腸經是「主液所生病」，「液」包括乳汁、白帶、精液及現代醫學所稱的腺液等。所以，凡與「液」有關的疾病，都可以先從小腸經來尋找解決辦法。

而小腸經上最有效的穴位就是少澤穴，因為**少澤穴是小腸經的井穴，何謂「井穴」呢？井中能取水，井是水的源泉**。如果把經脈比作河流，那井穴就如同水流開始的地方，是氣血生髮之地。**井穴刺激好了，就能促進氣血運行，少澤穴刺激好了，就能使經脈裡面的水流動起來了，乳汁也就順勢而出了。**

那麼少澤穴在哪兒呢？我們又如何刺激它呢？**少澤穴在小手指指末節尺側，距離指甲尖 0.1 寸處。取穴的時候掌心朝下，把小指伸直，沿著小指指甲基部和尺側緣分別畫 1 條直線，2 條直線的交點就是少澤穴。**

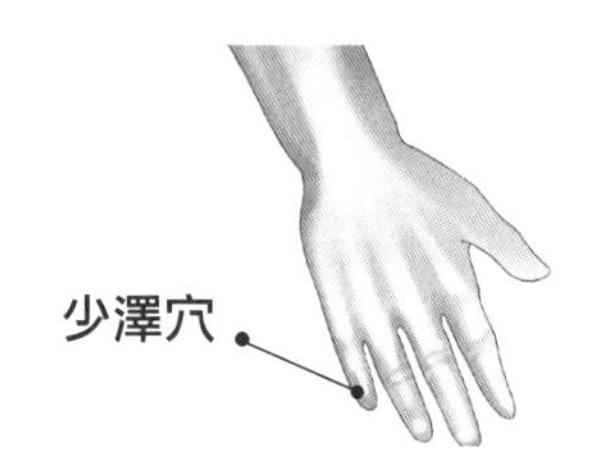

少澤穴屬小腸經，主津液所生的疾病，所以少澤穴能夠治療乳腺疾病、產後缺乳等。

刺激少澤穴的方法有 2 種，一個是**用牙籤點按，或者用指甲點按，每次 3 ～ 5 分鐘，每天 2 次**。還有一種方法是艾灸，因為艾灸具有溫通效應，能夠調整局部氣血運行，加上少澤穴的清潤之性，兩者共同作用可以加強溫經通乳之效。所以效果更好的應該是後者。

其實在**利用少澤穴來促進乳汁分泌時，最好還要加上膻中穴和合谷穴**。膻中穴在胸部，兩乳之間，穴位所在，主治所在，用膻中穴治療乳汁分泌不足是近部選穴法。《雜病歌》云：「無乳膻中、少澤燒。」合谷穴在手背上，第

1、第 2 掌骨之間，第 2 掌骨橈側中點處。取穴的時候，把左手的拇指和食指張開，右手的拇指關節橫紋壓在虎口上，拇指關節向前彎曲壓在左手的拇指、食指的指蹼上，拇指尖所指的地方就是左手的合谷，右手的合谷穴取穴方法參照左手的合谷穴取穴方法施行。

對於**以上 3 個穴位分別對他們按摩，每個穴位按摩 3 ～ 5 分鐘，每天 2 ～ 3 次**。艾灸的方法是，將艾條點燃，置於穴位上 3 公分左右處，以皮膚感到溫熱為宜，每個穴位灸 15 ～ 30 分鐘，每天 1 次，5 次為 1 個療程，一般 1 ～ 2 個療程就能見效。

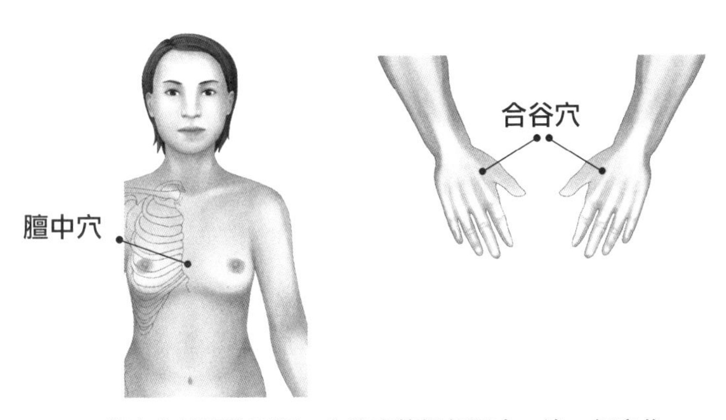

膻中穴能寬胸理氣，合谷穴能調氣活血，這 2 個穴位與少澤穴一起用，催乳效果更佳。

少澤穴不僅是產後媽媽和嬰兒的福音，它還是老人的福音，因為它**還能輔助治療眼睛出現的問題，比如乾眼症、迎風流淚、白內障等**。中醫認為，乾眼症的致病機理為陰血不足、津液耗傷，陰不足則陽氣盛，虛火浮越，複傷津液。白內障是由於年老體衰、肝腎不足、陰血耗散、晶珠失養而造成的。

簡而言之，都是因為陰血虧虛、津液虛損而致的徵候。所以，取少澤穴有助於治療因陰血虧少、津液耗傷引起的眼科疾病。對於患有眼部疾病的患者也最好採用艾灸的方法來調理，方法是每天灸 15 ～ 30 分鐘，隔天艾灸 1 次。

第六章

腿部穴位

腿部循行著足少陽膽經、足太陰脾經、足陽明胃經等 6 條經絡，腿上的很多穴位都是全身筋絡的總匯之處，所以用腿上的穴位來治全身各個系統的毛病，療效特別棒。

足三里

健脾養胃的奇穴

|穴位小檔案|

穴位名：足三里
功效：健脾養胃，補氣養血，延年益壽。
適應證：胃痛、嘔吐、腹脹、腹痛、腸鳴、消化不良、便秘、咳嗽氣喘、心悸氣短、頭暈、失眠、膝痛、腳氣、水腫等。
用法：按摩，時長不限，以局部感到酸脹為度；艾條灸，每次每穴灸約 15 分鐘。

葉總是一位廣告公司的總經理，每年為了拉業務到處奔波，經常半夜還開車在高速公路上飛奔，逢年過節忙起來的時候，經常幾天幾夜不眠不休。終於，葉總的身體開始抗議了，總感覺沒勁兒，稍微做點事情就覺得疲勞乏力，總想躺下睡覺，整個人看起來也萎靡不振。於是葉總便向我諮詢，自己才 30 出頭，正是年富力強的時候，怎麼總是無精打采的呢？

我向他解釋，勞累過度而引起的疲勞屬於中醫上「虛損」的範疇。「虛」就是人體臟腑氣血虧損。造成這種狀況的主要原因就是過度消耗體能引起的。男人在家是重要支柱，在外面還要頂著壓力工作，再加上活動量不大，經常會感到疲憊不堪、心情煩躁、注意力不集中，雖然沒有器質性病變，但是沒精神沒力氣的日子也很痛苦。針對他的身體狀況，我制定了一套完整的調治方案，調治的主要手段還是用我的老本行——針灸。我讓他每周到我門診做 2 次針灸治療，並讓他對日常的工作、生活方式做調整。另外還特別告訴他，在他工作間隙或者在家沒事的時候，要多按摩一下抗疲勞的「奇穴」——足三里，這對改善他的身體狀況很有好處。

葉總是個執行力很強的人，他堅持每周找我做針灸治療，並用我教給他的方法堅持按摩足三里。2 個月後，他的精神狀態就有了明顯的改觀。後來身體恢復得差不多了，我就跟他說：「今後如果時間緊可以不用來做針灸治療了，但良好的工作和生活習慣一定要保持，並特別囑咐他，一定要好好使用足三里穴。」

為什麼特別囑咐葉總用好足三里穴呢？足三里穴是足陽明胃經的合穴。先解釋一個中醫學知識——合穴。什麼是合穴呢？《靈樞・九針十二原》說：「所入為合。」意為脈氣自四肢末端至此，最為盛大，猶如水流合入大海。大家可以簡單理解為：合穴就是經脈氣血匯合經此流入臟腑深處的

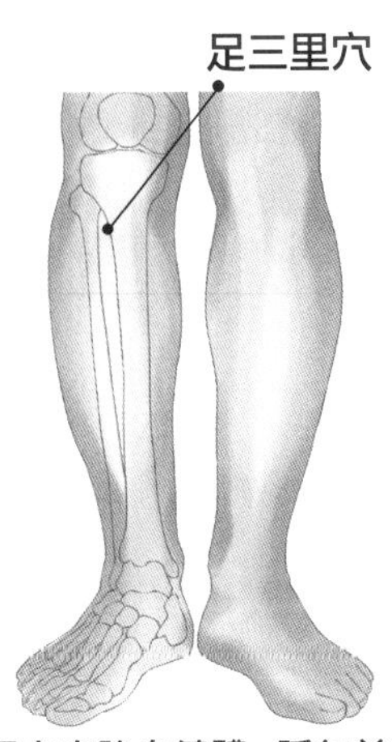

刺激足三里穴有強身健體、延年益壽的作用。

部位。胃經是十二經脈之一，該經脈氣血在足三里匯合並從此流入臟腑深處，你說這個穴位重不重要？單從字面上看，足三里是指胃經的氣血物質散於此處的開闊之地，形成一個較大氣血場範圍，有方圓三里那麼大，故名「足三里」。

足三里穴是一個非常著名的養生保健大穴，它是胃經上的 1 個穴位。它位於外膝眼下 3 寸（約 4 橫指），脛骨外側約 1 橫指處，左右各 1 穴。古話說：「若要安，三里常不乾。」按摩此穴可以調理脾胃、補中益氣，而脾胃是後天之本，是氣血生化之源，**經常刺激它就可以使氣血充足、臟腑功能正常、精力旺盛，從而達到抗疲勞的目的。**

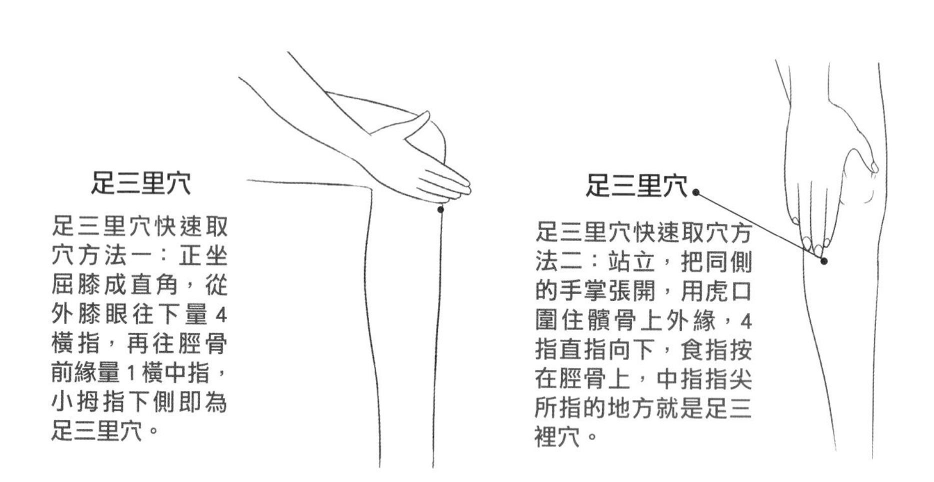

不光葉總這樣的身體處於極度疲勞狀態的男人需要按摩足三里，其實**每個成年人都可以利用細碎的時間多按摩足三里穴。**一般而言，**每人每天可揉按足三里穴 3 次，以局部酸脹為度，每次按 30 下，1 天總計 90 下左右。**

其實足三里穴不僅是家中男人的救星，對愛美的女性來說，足三里穴是一個多功能的「美麗穴」。

首先，**足三里穴有減肥的作用。**有 1 個關於穴位的常識，就是穴位具有雙向調節功能。比如某個穴位能調節血壓，高血壓患者用它能夠把血壓調低，低血壓患者用它能夠把血壓調高。足三里穴還是健脾養胃的大穴，具有雙向調節功能。有些人脾胃功能差，吸收不好，消瘦，用它把脾胃功能調好了，人自然就強壯了；有些人脾胃功能亢進，吸收旺，代謝卻不夠好，進多出少，人自然肥胖。所以，**對因脾胃功能原因造成肥胖的女士來說，用足三里穴可以減肥。**

其次，**足三里穴可以去斑、祛痘、止脫髮。**從經絡循行的角度來看，足三里穴所在的足陽明胃經循行於頭、臉、胸腹、腿部。胃經是條多氣多血的經脈，刺激胃經上的重要穴位足三里穴，讓胃經暢通無阻，有利於調動胃經循行部位的氣血，頭髮、面部自然健康有活力。從另一個角度來說，氣血是女人美麗的源泉，女人要想有白裡透紅的膚色，首先要保證氣血充盈。**足三里穴是健脾養胃的大穴，用它把脾胃調養好了，女人想不美麗都難。**

對女性來說，體寒怕冷、腹痛、胃痛、痛經等，都可以嘗試使用足三里穴。女性該如何利用足三里穴呢？最簡單的辦法就是**按摩，點按或者揉按都行，可以不拘時間，有空閒的時候多按按總不是壞事。**對體寒的女性來說，艾灸也很不錯。可以點燃一根艾條，置於距穴位 2 ～ 4 公分處熏烤，使皮膚有溫熱感而無灼痛感，每次每個穴位艾灸 15 分鐘便可，每周可以灸 2 ～ 3 次。

作為身體的強壯奇穴，足三里穴也是孩子健康的守護神。足三里穴具有調理脾胃、補中益氣的作用，經常按摩它，能夠使胃腸蠕動規律而且有力，提升胃腸多種消化酶的活力，促進消化。經常按摩足三里穴，還能緩解孩子的腹痛問題。中醫認為，腹痛多因寒積、熱鬱、食滯、蟲積、氣滯、血瘀等因素導致臟腑氣機不暢，經絡氣血運行受阻造成，按摩或者艾灸等其他方法刺激足三里穴，能夠使臟腑氣機順暢，緩解患者疼痛。古語所說「通則不痛，痛則不通」就是這個意思。

那麼如何利用足三里穴守護孩子的健康呢？最簡單的方法就是點按或者揉按足三里穴。可以**不拘時間，在孩子乖的時候，輕輕按揉或者點按孩子腿（雙腿各按 1 遍更好）上的足三里穴，每個穴位每次按揉或點按 10 ～ 15 分鐘，每天 2 ～ 3 次。**長期堅持，孩子脾胃強健，氣血充盈，抵抗力強，整天生龍活虎的，想生病都難。

經常見到一些父母為孩子體弱多病發愁，四處求醫問藥，醫生看了一大堆，藥片吃了很多包，孩子的身體狀況就是難以改善，為什麼？主要是沒有找對方法，心態也不對。孩子體質弱，是個需要長期改善的問題，指望幾包藥、幾盒保健品就能治好很不現實。把孩子的脾胃調理好，給孩子充足全面的營養，讓孩子適量運動，時間久了，身體就慢慢改善了。而**改善脾胃功能，平時多按摩足三里穴就是個很簡單方便又容易堅持的方法。**

對老人來說，足三里穴最大的功用莫過於延年益壽了，幾乎每 1 個稍微有點養生常識的人都知道：「灸足三里，得長壽。」灸的方法與上文提到的女性艾灸足三里的方法一致，日常保健可以參考使用。老人便秘多是氣虛型便秘，氣虛則大便運送無力。大家都看過傳送帶傳送土石，當傳送機運行正常的時候，土石能夠順利被傳送到所需地點。如果哪天傳送機動力不足了，傳送帶停滯不前，傳送帶上的土石便很難被運走。氣虛就相當於傳送機動力不足，治療氣虛型便秘首先要解決動力問題。脾胃是氣血生化之源，脾胃功能強勁，人體氣血自然充足。足三里穴調養脾胃的功能很強大，這個不再贅述。所以，患有氣虛型便秘症的老人，可以多按摩足三里穴。如果沒有上火的症狀，也可以艾灸足三里穴。艾灸的方法就不重複說了。

三陰交

通治男女生殖問題

|穴位小檔案|

穴位名：三陰交
功效：補脾化濕、強腎固腎、調肝養血。
適應證：月經不調、崩漏、帶下、經閉、不孕、遺精、陽痿、泄瀉、便秘、腸鳴腹脹、失眠、眩暈等。
用法：按摩，時間不限，以局部感到酸脹為度；艾條灸，每次每穴灸約 15 分鐘。

我遇過 1 位 50 多歲的女士，她說不知道怎麼回事，突然有一天就出現了尿失禁的問題，開始的時候只是憋著尿，可是後來問題越來越嚴重了，有時候咳嗽或者打噴嚏都會有尿液流出，工作和生活都因此受到了嚴重的影響，非常痛苦。為了能治好這個煩心的病，她四處投醫，可是效果一直不好，後來聽人說中醫針灸效果不錯，就來到了我的診室，請求我幫忙治療。

我幫她做了詳細的檢查，並替她制定了一套診療方案，每天幫她針灸三陰交、中極等穴位，過了 3、4 天，她就說小腹沒有下墜感了，後來連續治療了幾個療程，尿失禁的病就完全好了。我告訴她，以後在家沒事的時候就可以按摩一下三陰交穴，此穴可以預防尿失禁。這位女士非常感謝我，直到現在還經常來探望我。

尿失禁這種疾病在老年人和癒後之人當中比較常見，它是指人在意識清醒的狀態下不能控制小便而自行流出的一種疾病。有些人病情比較嚴重，只要一咳嗽或者打噴嚏，或者一激動都會導致小便不自覺地流出，帶給病人很大的困擾。有時候在大庭廣眾之下就會尿失禁，讓人感到很沒面子。

在中醫看來，尿失禁多由於年老腎衰、過勞、憂傷或者病後氣虛等原因導致膀胱失調引起的，多從調理腎和膀胱功能入手治療。我在治療此病的時候，一般都會用到三陰交穴和中極穴等穴位。日常居家治療尿失禁，可以用艾條對上述 2 個穴位分別溫和灸，每個穴位 10 ～ 15 分鐘，每天 1 ～ 2 次。也可以經常按摩這 2 個穴位，不用拘泥於按摩的方法和次數，有空的時候多揉揉他們，時間長了，尿失禁自然就會好了。

為什麼要用到三陰交穴呢？三陰交穴是足少陰腎經、足厥陰肝經和足太陰脾經三條陰經的交會穴，這 3 條陰經又在關元處與任脈相交，腎主水而藏精，肝主疏泄而藏血，脾主運化而統血，任脈主胞宮，所以**三陰交穴是治療男女生殖問題的主要穴位，主治遺尿、遺精、陽痿等生殖泌尿系統疾患**。除了三陰交穴，在治療尿失禁疾病時，還用到了**中極穴，這個穴位是膀胱的募穴，是治療尿失禁、遺尿等泌尿系統疾病的主穴**。

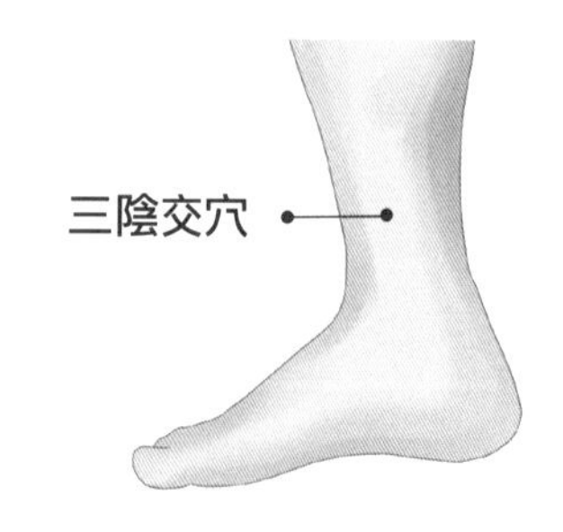

三陰交穴的位置很好找，它位於內踝尖上的 3 寸處，脛骨內側面後緣處。

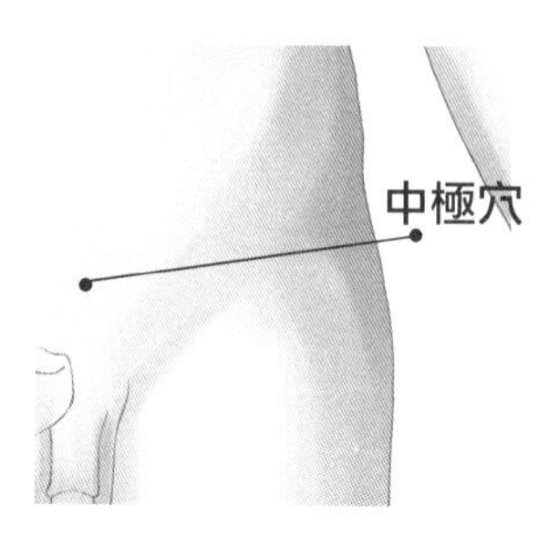

中極穴在下腹部，肚臍眼正下 4 寸的位置。

三陰交穴除了可以治療老人的尿失禁，還能治療女人的婦科疾病，如月經不調、痛經、閉經、帶下、陰挺、不孕等病症。因為女人以血為用，血是女人之本，而脾、肝和腎三臟是氣血生化的源頭，**按摩三陰交穴可以同時調養肝、脾、腎，三臟調理好了，女人的各種問題都能調養好，可以說三陰交穴是解決婦科疾病的多面手。**有事沒事的時候多按揉按揉它們，或者經常用艾條對其進行溫和灸，就像保養自己的愛車一樣，經常用它們對身體做做保養，補血調經，強身健體，月經不調和帶下等問題都會遠離你。

對於一個家庭中的男人來講，三陰交穴也是他們的福音。在現代，男人的工作壓力非常大，再加上經常應酬，經常加班熬夜，生活沒有規律，所以容易罹患高血壓。按照世界衛生組織公布的血壓標準，正常成年人的血壓正常值應為收縮壓≤ 140 mmHg，而舒張壓≤ 90 mmHg，也就是說當收縮壓≥ 140 mmHg，或舒張壓≥ 90 mmHg，就可以稱為高血壓。患了高血壓，除了要遵循醫囑合理用藥外，你還可以按摩三陰交穴。用手指或者按摩棒、筆帽等分別按壓上述穴位，**不拘泥於時間和次數，方便的時候就多揉揉，能夠有效緩解高血壓引起的諸多症狀。**

如果家裡的男人想戒酒，你可以用三**陰交穴、足三里穴、脾俞穴和胃俞穴四個穴位幫助他緩解戒酒的不適症狀。**三陰交穴和足三里穴是調理脾胃的老搭

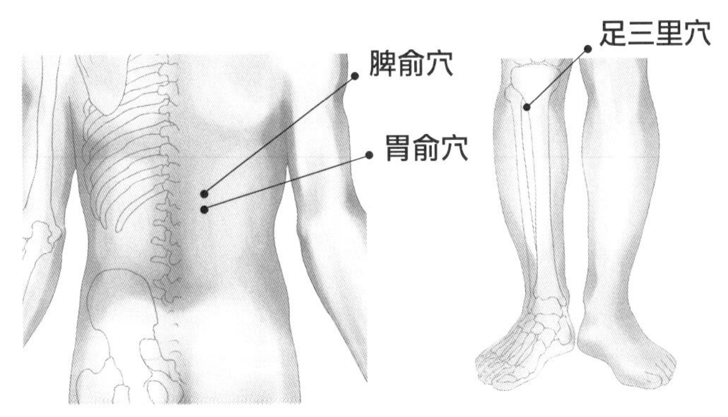

戒酒期間，應該多按揉三陰交穴及以上幾個穴位，尤其是當戒酒而產生煩躁、噁心等不適時，應及時按揉。

檔，脾俞穴和胃俞穴分別是脾和胃的背俞穴，主要調理脾胃功能，這**4個穴位合用，能夠健脾和胃、調和氣血，能夠緩解嘔吐、厭食等戒酒症狀**。按揉時，每個穴位3～5分鐘，力度由輕到重，以局部有酸麻感為度。

對於家裡的孩子來說，做父母的最大的願望就是孩子可以健康茁壯地成長，有些家長看到那些壯壯實實的孩子就心生羨慕，然後就急著取經，而得到的答案也無非是孩子吃得好、睡得好，確實孩子能吃能睡就能強壯，看著自己不夠壯實的孩子真是有勁兒使不上，只有乾著急的份。其實孩子不夠壯實，弱不禁風，可以幫他揉揉三陰交穴。

為什麼三陰交穴可以讓孩子的身體強壯呢？因為**按揉三陰交穴可以調理孩子的脾胃，孩子能不能強壯的關鍵要看孩子的脾胃如何**。大家知道，人之有身，全賴氣血，人活著全靠氣血這個能源，而氣血從哪裡來，就從脾胃那來。中醫上說脾胃為氣血生化之源，也就是說氣血的生成全靠脾胃的運化。脾胃就像一臺豆漿機，豆漿機是把黃豆粒打成豆漿，而脾胃則是把食物運化成氣血。所以脾胃的好壞，直接影響到人體氣血的盛衰以及臟腑的各項功能，脾胃好了，孩子的身體自然就會強壯。

中醫學認為「脾為後天之本」，也就是說脾胃是你後天能夠生存下來的本錢，「本」其實就是「根」的意思，人就像一棵大樹，根是最重要的，沒有了根就等於沒有了生命，所以必須養好脾胃這個根。而**調理脾胃最簡單的方法就是按揉三陰交穴。按揉的方法是：用我們的大拇指幫孩子按揉，每天揉300下就可以了。**

血海

補血養血、活血化瘀的萬靈丹

| 穴位小檔案 |

穴位名：血海
功效：補血養血、活血化瘀。
適應證：月經不調、經閉、崩漏、濕疹、癮疹、丹毒等。
用法：按摩，時長不限，以局部感到酸脹為度；艾條灸，每次每穴灸約 15 分鐘。

有一年春天，我坐火車回老家，坐在對面的是 1 位 60 多歲的老先生，因為太無聊，所以我就跟他閒聊了起來，閒聊中他得知我是個針灸科的醫生，就感覺很興奮，他說他可以不用掛號就能看病了。他伸出胳膊給我看，說胳膊上腿上都是小紅點，特別癢，越搔越癢，而且也起得越多，醫生說是蕁麻疹，點滴也打了，也吃了不少西藥，可是吃了就好，不吃就發作，而且越來越嚴重，自己都不知道該怎麼辦了。

我跟他說，別著急，等我從老家回來，你去我門診，我會幫你治療好的。我把電話留給了老先生。後來老先生也真的找到了我。我針對他的情況制定了一套治療方案，不僅要針灸，還要吃藥，除此之外，還要刺激血海穴。這位老先生很配合我的治療，經過 1 個多月的不間斷治療，老先生的病情有了很大程度的好轉，他非常感激我。得過蕁麻疹的人都知道，這種皮膚病令人非常痛苦，它會隨意長在人體上的任何部位，比如肚皮、大腿、胳膊等，起初是小小的扁扁的疙瘩，奇癢無比，你用手抓了以後，它會變大，癢的程度也會增加。

過一段時間（24 小時之內），你會發現這些扁扁的疙瘩會銷聲匿跡，但是它又會在別的地方出現，就像風一樣，時隱時現、不留痕跡。蕁麻疹給人的感覺就是巨癢，嚴重時，患者眼睛、臉部都會腫起來。而且十分容易復發，不容易好，有的慢性蕁麻疹患者得病後十幾年都沒好。這種皮膚病的發病率非常高，20 ～ 30% 的人都會有得蕁麻疹的經歷。

中醫認為，蕁麻疹的病因為稟賦不耐，當風寒外襲或風熱客表，則營衛不和，邪氣鬱於腠理，外不透達，內不疏泄而起風團；或者飲食失宜，脾失健運，氣滯於裡或內有蟲積，複受風邪而致病；或者因為血虛、血熱，血熱生風；或者腸胃濕熱，外不得透達，內不得疏泄，鬱遂外透而發。**老年人由於氣血虧虛特別容易得蕁麻疹**，如果得了蕁麻疹先不要慌，刺激血海穴和曲池穴這兩個穴位就能緩解它。

先說一下血海穴，**血海穴是足太陰脾經上的穴位，可以補血、養血和活血化瘀，可以治療濕疹、丹毒、蕁麻疹等。而曲池穴是手陽明大腸經上的穴位，可以治療癮疹。**《千金方》中說：「癮疹，灸曲池二穴，隨年壯。」這裡說的癮疹其實就是蕁麻疹。那麼如何刺激這 2 個穴位呢？

最好的方法就是灸法。可以用艾條對每個穴位溫和灸 15 分鐘左右，長期堅持，效果很好。也可以到中醫門診，讓醫生在曲池穴處放血，這個療法效果也比較理想。

說了這麼多，血海穴和曲池穴在哪兒呢？先說一下**血海穴，屈膝，在大腿內側，髕底內側端上 2 寸，當股四頭肌內側頭的隆起處。曲池在肘橫紋外側端，屈肘，當尺澤與肱骨外上髁連線中點。**血海穴除了可以治療老人的蕁麻疹，它還能治療女性的疾病，如月經不調、閉經、崩漏等。《針灸甲乙經》中有：「婦人漏下，若血閉不通，逆氣脹，血海主之。」《醫學入門》中說：「此穴極治婦人血崩，血閉不通。」所以女性如果月經不調了，**或者閉經、崩漏，不妨按摩一下血海穴，最好和前面所講的三陰交穴一起按揉，效果更好。每次按揉大約 3 分鐘，不用拘泥於按摩的時間，沒事了就多揉揉。**艾灸也可以，方法同上，在這就不囉嗦了。

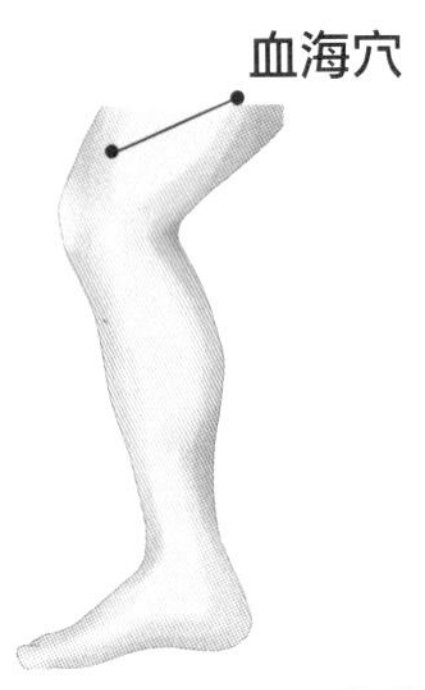

血海穴快速取穴法：用自己的掌心蓋住膝蓋骨（右掌按左膝，左掌按右膝），五指朝上，手掌自然張開，大拇指端下面便是血海穴。

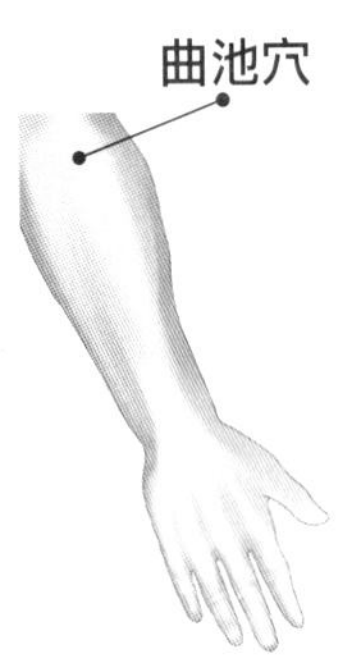

曲池穴快速取穴法：把手掌朝上，肘部彎曲成 45°，能看見明顯的肘橫紋，肘橫紋盡處即為曲池穴。

另外，**血海穴還能治療女人貧血**，女人一旦貧血，整個身體狀態和精神狀態都會改變，比如經常會感到疲憊，容易累，睡眠不好，也沒有精神，臉色發黃，雀斑叢生，頭髮也容易變白，或者掉發，所以凡是遇到這些狀況都是在提醒自己需要補血了。中醫認為，血有滋潤皮膚的功能，它從面色、肌肉、皮膚、毛髮等方面反應出來。氣血充盈的人面色紅潤、肌肉豐滿充實、肌膚和毛髮光滑；當血的濡養作用減弱時，則面色沒有光澤，發黃，肌膚乾燥，面部出現雀斑。**除了要吃補血的食物，平時也要經常按摩血海穴。**

顧名思義，血海就是人體氣血的海洋，所以按揉它可以補血，緩解貧血的症狀。可見，血海穴在補血的同時可以讓女性變得更漂亮，要想達到更好的效果，最好還跟水泉穴和梁丘穴一起配伍使用，美容養顏的效果更好。

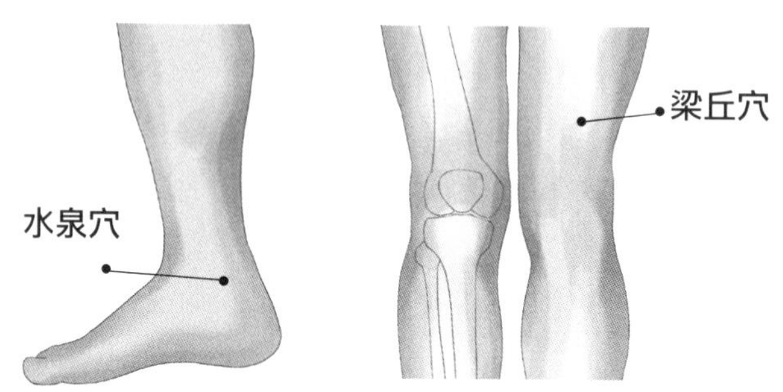

既要保證血液供應充足，又要儘量避免對血液的過度消耗。同時配合針刺水泉穴、梁丘穴等穴位治療。

我們先來說一些水泉穴的知識，水泉穴是足少陰腎經穴，水，水液也；泉，水潭也。水泉名意指本穴所處位置低下，腎經水液在此聚集形成水潭。可用拇指按揉或推，起到調節全身水液，滋養皮膚的作用。水泉穴在足內側，內踝後下方，在太溪正下 1 寸，跟骨結節的內側凹陷處。每天按揉 2 次，每次 5 分鐘左右。

說完了水泉穴，我們再來說一下梁丘穴。梁丘穴是足陽明胃經穴位，本穴的特徵是囤積胃經的水液，如胃經的水庫一般，按揉梁丘穴有水庫的開閘放水作用，能最快地調節胃經氣血的有餘與不足狀態，可延緩衰老和幫助排除體內垃圾。可用按揉法或保健捶敲打，每次 3 分鐘左右。取穴方法：伸展膝蓋用力時，筋肉凸出處的凹窪；從膝蓋骨右端，約 3 個手指左右的上方就是樑丘穴。

陽陵泉

治療腿腳疾病的首選穴

| 穴位小檔案 |

穴位名：陽陵泉
功效：疏泄肝膽、清利濕熱、舒筋健膝。
適應證：下肢痿痹、黃疸、口苦、小兒驚風、脅肋疼痛、嘔吐、肩痛等。
用法：按摩，每天 2 次，每次 3 ～ 5 分鐘；艾條灸，每次每穴灸約 15 分鐘。

我有個親戚，年紀 70 多歲，以前身體一直不錯，可是不知道為什麼最近腿腳總是無力，屈伸不利，發麻，有時候還抽筋，膝蓋有時候還會痛。有一次打電話，告訴我她的情況，我聽後並不感到吃驚，因為年齡大了，腿腳有問題很正常，而且這些問題可以透過治療來緩解。我告訴她，有時間讓孩子帶她來我這，我幫他針灸。

過了幾天，她的孩子帶著她來我的診室找到我，我檢查了一下，並為她制定了一套治療方案，除了針灸和治療外，我還告訴她，回家沒事時按揉一下陽陵泉穴，對緩解腿腳疾病非常有好處。經過一段時間的治療，老太太的病情有了很大程度的好轉，自己能輕鬆地走路了，也不會有發麻發脹的感覺了。

為什麼我要特別叮囑老太太要用陽陵泉穴呢？**陽陵泉穴是足少陽膽經上的合穴，又被稱為筋會，是所有筋都在這匯集的意思**，所以只要跟筋有關的疾病，都可以透過刺激陽陵泉穴來解決。《黃帝內經》第六十二講《素問・脈要精微論》說「膝為筋之府，主屈伸之鍵，若屈伸不解，行則僂附，筋將憊矣。」意思是說膝蓋又是筋的彙集之處，主管屈伸。而老太太的症狀就是腿腳不利索，屈伸不利，只要做好陽陵泉穴的工作就可以了。

古代文獻中早有記載，《桐人》中說陽陵泉穴「治膝伸不得屈，冷痹腳不仁，偏風半身不遂，腳冷無血色」。《大成》中有陽陵泉穴「主膝股內外廉不仁，偏風半身不遂，腳冷無血色」。**所以凡是膝蓋屈伸不利的患者都可以求助於陽陵泉穴。陽陵泉穴在小腿的外側，當腓骨頭前下方的凹陷處。沒事在家的時候就可以用手按按揉揉這個穴位**，沒有找準位置沒關係，只要陽陵泉穴附近都按摩到了，效果也就達到了，因為中醫上有這麼一句話叫做「離穴不離經」。如果老人腿抽筋了或者有老寒腿的疾患，也都可以按揉陽陵泉穴。

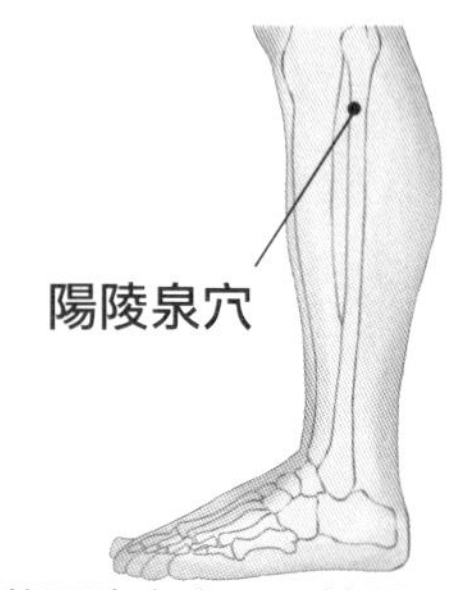

經常刺激陽陵泉穴，可祛風濕，通經絡。

陽陵泉穴還能輔助治療肋脅疼痛，以前遇到 1 個病人，就說自己脅肋疼痛，疼的時候都睡不著覺，一問才知道以前患過帶狀皰疹，我做了 2 個療程的針灸，效果很好。其中我用的穴位就有陽陵泉穴，我還叮囑他回家沒事的時候就按摩陽陵泉穴，按摩直到感覺麻脹為止。

陽陵泉穴還有 1 個重要的生理功能，就是收藏和排泄膽汁，所以它能治療人的口苦口乾。口苦口乾，中醫稱之為少陽病，通俗說就是上火。中醫認為，肝膽相表裡，口苦屬膽氣上溢，因為膽汁是苦的，所以肝膽火旺易引起口苦。同時火容易耗傷津液，所以會出現口幹的症狀。如果家裡人有誰上火了，伴有口苦口乾的症狀，那就求助於陽陵泉穴，**每天上午和下午各按摩陽陵泉穴**

1 次，每次 3 ～ 5 分鐘。還可以用灸法，每次灸 10 ～ 15 分鐘，每天 1 次。

對於家裡的孩子來說，陽陵泉穴也有它的用處，可以治療小兒驚風。驚風是小孩常見的急性病症，中醫又叫「驚厥」。孩子出現這種病症時，很多家長都會驚慌失措，那麼孩子為什麼會驚風呢？我們先來了解一下導致驚風的病因。一般來說，驚風的病因按照是否發熱可以分為兩大類：

第一類是痙攣時並無發熱症狀，這種情況是由缺鈣引起的小兒手足抽搐，1 歲內的嬰兒比較多見；第二類就是痙攣時伴有發熱症狀，這種情況是由高熱刺激引起的，3 歲內的孩子比較多見。孩子發生高熱痙攣時，必須馬上就醫，絕對不能拖延，否則一旦高熱超過 30 分鐘，就會損傷腦細胞，造成嚴重後果；另一種情況則比較複雜，可能是大腦炎、腦膜炎等疾病導致的中樞神經系統感染引起痙攣，也可能是中毒、腫瘤等原因引起的。

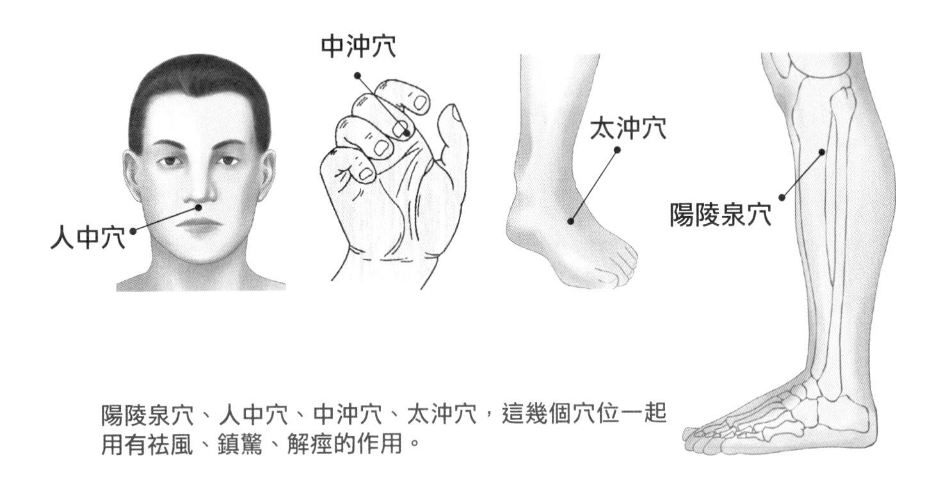

陽陵泉穴、人中穴、中沖穴、太沖穴，這幾個穴位一起用有祛風、鎮驚、解痙的作用。

遇到孩子痙攣，家長要保持鎮靜，並馬上採取應急的處理措施：先把孩子放平，不要亂動，然後把孩子的頭偏向一邊，及時清理其嘴邊嘔吐物和分泌物，以免吸入氣管導致窒息；再把勺子把或筷子頭纏上紗布，塞在孩子牙齒中間，以免痙攣時咬傷舌尖；最後用手掐孩子的陽陵泉穴、人中穴、中沖穴和太沖穴這幾個穴位。人中穴是人們常用的急救穴，在人體鼻唇溝的中點。中沖穴位於手中指末節尖端中央。太沖穴位於足背側，第 1 蹠骨間隙的後方凹陷處。

上巨虛

專治有關大腸疾病的獨門秘笈

| 穴位小檔案 |

穴位名：上巨虛
功效：調和腸胃、行氣化瘀。
適應證：腸中切痛、便秘、腹瀉、消化不良、腸癰、下肢痿痹、腳氣等。
用法：每天 2 次，每次 3 ～ 5 分鐘；艾條灸，每次每穴灸 15 ～ 20 分鐘。

有個朋友，曾經是我的患者，因為治好了他的頑疾，所以向我要了電話希望能常聯繫。一天，他打電話來說他母親一直便秘，5、6 天才大便 1 次，而且排便非常困難，因為母親又患高血壓，所以總怕出點事，平時也是吃促進排便的藥，可是收效甚微，於是就想起了我。我告訴他有空帶他母親來我的門診，我親自治療。過了 2、3 天，這位朋友就帶著他老母親來了，這位老太太 72 歲了，花白的頭髮，身體胖胖的，皮膚黝黑。

見到我，就開始訴說自己的痛苦。雖然操著一口家鄉話，但是我也能聽懂。我聽了老太太的話，告訴她，不要著急，我儘量幫她治好病。在全面了解她的病情後，我制定了一套治療方案，針灸的同時，還要吃藥，另外，在生活中也要注意飲食、運動等生活方式的改變。與此同時，我還告訴她，回家艾灸上巨虛穴和天樞穴等幾個穴位，對於緩解便秘症狀有非常大的好處。

我幫老太太親自治療了 1 個月後，老太太的便秘症狀有了明顯的好轉，高興地握著我的手表示感謝，她說便秘雖然不要命，但是令人非常痛苦。確實，便秘看似不是什麼大病，但真的讓人十分煩惱。

嚴格來講，便秘不是病，而是 1 種症狀，是由其他疾病引起的。便秘有幾個典型的表現，1 個是排便週期長，排便次數減少，每 2 ～ 3 天甚至更長時間才排便 1 次，另外一個是雖然排便週期正常，能做到每天 1 次，但是糞質乾燥堅硬，排便困難。便秘的人常常伴有腹痛、腹脹、便血、頭痛等症狀。

中醫認為便秘的病位在腸，但與脾、胃、腎、肺、肝等臟腑功能失調有關，大腸積熱、胃火、氣滯、寒凝、氣血虧虛等原因都可以導致便秘。 對於老年人來講，由於腸胃功能不好，再加上氣血虧虛，所以是便秘患者的高發人群。但現在，越來越多的中青年人也開始出現便秘問題，尤其是職業女性，約占便秘患者的 30%，因為他們經常坐著辦公，又不經常運動，導致胃腸功能變弱，胃腸都不怎麼蠕動了，糞便就會停留積聚。

不管是老人，還是年輕人，得了便秘都要引起重視，不能放任不管，因為很多老人在有便秘的同時，還患有高血壓，如果上廁所時太用力，就有可能誘發腦出血，不僅有可能導致半身不遂，還有可能危及生命。對於年輕人來講，便秘也容易導致腹脹難受、皮膚粗糙和心情煩躁，所以在一個家庭中不管誰得了便秘，都不能掉以輕心。

中醫治療便秘，主要在通調腑氣、潤腸通便，選取的穴位就是上巨虛穴，上巨虛穴是大腸經的下合穴。下合穴是六腑之氣在人的下肢上彙集起來的穴位，而且只在下肢上的 3 條陽經上彙聚。這一特點決定了下合穴的主要功能是治療六腑的病變。中醫有個原則就是「合治內腑」，說的就是下合穴治療六腑疾病。《黃帝內經・素問》所言「治腑者，治其合」也是這個意思。

上巨虛穴在小腿前外側，當犢鼻穴下 6 寸，距脛骨前緣 1 橫指（中指）處。取穴的時候在外膝眼處向直下連續量 2 次 4 橫指，在脛骨、腓骨之間取穴。我們在用穴位來治療便秘的時候，**除了要用到上巨虛穴，最好還要跟天樞穴、大腸俞穴、支溝穴和照海穴一起配用**，效果更佳。

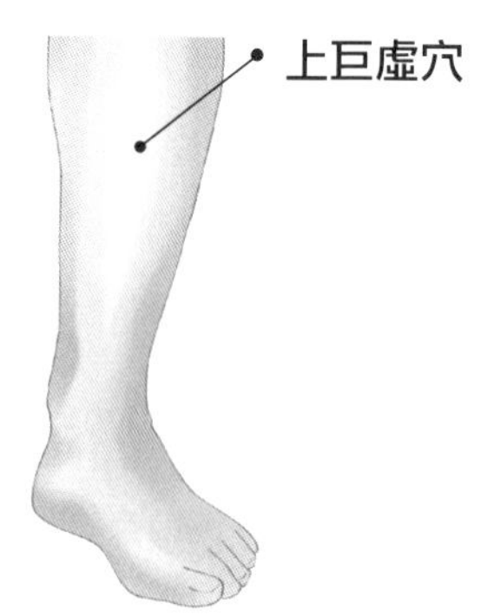

便秘「病位在腸」，所以治療便秘不可不用上巨虛穴。

天樞穴在腹中部，肚臍眼旁 2 寸，取穴的時候，從肚臍眼正中用手指水準向左或者向右量 2 橫指（拇指）就是。天樞穴是大腸的募穴，又位於腹部，是治療便秘、腹瀉、腹脹的主穴。大腸俞穴是大腸的背俞穴，在腰部，第 4 腰椎棘突下，旁開 1.5 寸。大腸俞穴是大腸之氣灌輸之處，是治療便秘、腹瀉等的大腸經的主要穴位。

而支溝穴和照海穴是中醫治療的經驗穴，實踐證明，效果非常好，支溝穴在掌背橫紋中點上 4 橫指處。照海穴在內踝尖下方的凹陷處，取穴的時候正坐，用拇指從內踝尖上往下推，推到內踝尖下緣的凹陷處就是。怎麼用這幾個穴位呢？方法是艾灸，每個穴位用艾條溫和灸 15 ～ 20 分鐘，每天 1 ～ 2 次，7 天為 1 個療程，治癒為止。也可以分別對他們按揉，每個穴位按揉 3 ～ 5 分鐘，每天 1 ～ 2 次，治癒為止。

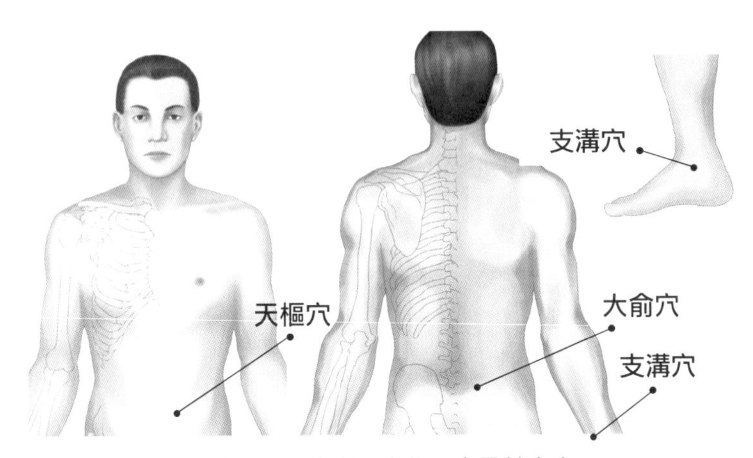

這幾個穴位是治療便秘的常用穴位，也是基本穴位，用它們輔助治療便秘，不但便秘根除了，連心情也會變得輕快、明朗。

其實，**上巨虛穴不僅可以治療便秘，還能治療腹瀉**，所以如果家中誰得了腹瀉，也可以透過上巨虛穴來治療。這時候有人就問了，上巨虛等穴位不是治療便秘的嗎，怎麼還能治療腹瀉呢？按說這是2個對立的病症，怎麼治療的時候用的是同樣的穴位呢？道理很簡單，**這就是我們所說的穴位的雙向良性調節功能，不管是便秘還是腹瀉，病位都在腸，都是腸的功能和其他臟腑出了問題，要解決問題，必須把腸的功能調理好**。治療腹瀉的方法跟治療便秘的方法相同，在這裡就不贅述了。

對於現代男性和女性而言，由於工作忙，應酬多，飲食厚味，沒規律，所以吃進去的食物不好消化，常常**腸鳴腹脹，這個時候也不要忘了求助於上巨虛穴**。《針灸甲乙經》記載：「大腸有熱，腸鳴腹滿，夾臍痛，食不化，喘，不能久立，巨虛上廉主之。」當你出現腸鳴腹脹症狀的時候，按揉一下上巨虛穴，會緩解你的不適症狀。當然要徹底治好，還要注意平時的生活習慣和飲食習慣，不要熬夜，不要暴飲暴食，吃飯要細嚼慢嚥，多吃清淡和易消化的食物。只有多管齊下才能遠離不適。

陰陵泉

祛濕減肥的靈丹妙藥

｜穴位小檔案｜

穴位名：陰陵泉

功效：健脾補腎、利水滲濕。

適應證：水腫、黃疸、泄瀉、小便不利或失禁、陰莖痛、遺精、婦人陰痛、帶下等。

用法：按摩，每天 2 次，每次 3 ～ 5 分鐘；艾條灸，每次每穴灸 15 ～ 20 分鐘；拔罐，每次留罐 10 分鐘。

有天下班，我為了鍛煉身體就選擇走回家，路上看到 1 位 60 多歲的老太太坐在馬路邊上，這個老太太看上去比較胖，還不時地捏著腿。我上前詢問。這位老太太說，做了 1 天家務，下午又去買菜，結果發現自己的小腿腫脹，因為實在走不動了就休息一下。說著說著，老太太還掀起自己的褲子給我看。我看了一下，老太太腿部的腫脹屬於水腫，老太太還當著我的面按了一下腿，皮膚不能馬上反彈回去。我跟老太太說我是 1 個針灸科的大夫，老太太一聽我是大夫就異常高興地說：「是嗎？太好了，您看我該怎麼辦啊？我平時老這樣，只要幹一天活，小腿就變成這樣，腫脹地還有點疼。」

我告訴她改天去我門診看病，並告訴她平時沒事的時候就按摩陰陵泉穴。我把我的工作地點和電話都告訴了她，希望她能到我的門診去看病。沒想到，第 2 天一大早，這個老太太就來了，我幫她針灸，還叮囑她在平時生活中要注意的事項，除此之外，還要按摩陰陵泉穴。

老太太非常聽話，完全按照我的治療方案去做了，結果不到半個月的工夫，她的病情就得到了明顯的好轉。老太太非常感謝我。

在治療老太太小腿水腫的時候，為什麼我特別叮囑她要按摩陰陵泉穴呢？老年人由於氣血虧虛，再加上如果長時間保持同一姿勢，氣血無法順利運行就會導致腿部浮腫。**如果遇到腿部水腫不要驚慌，按摩一下陰陵泉就能收到不錯的效果。每次按摩 3 ～ 5 分鐘，每天 2 次。陰陵泉在小腿的內側，當脛骨內側髁後方凹陷處。**還有一點，就是有些老人晚上經常起夜去廁所，一晚上去好幾次，或者小便少，短澀不暢，這其實也是脾虛造成的，如果遇到了這些問題，也可以找陰陵泉穴。

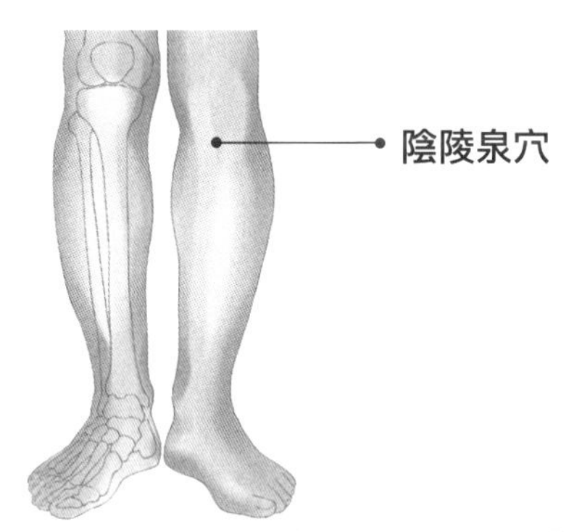

陰陵泉穴是足太陰脾經五腧穴中的合穴，能健脾補腎、利水滲濕，所以可以治療水腫。

陰陵泉穴不僅可以治療老人的小腿水腫、小便不利，它還能幫助年輕人減肥。在現代，很多男人尤其是中年男人，肥胖的越來越多，肥胖不僅僅是影響形象這麼簡單，它還會引發很多種疾病，比如高血壓、高血脂、糖尿病等，所以，為了形象，更是為了健康，平時還是要注意控制體重。如果想減肥，陰陵泉穴可以祝你一臂之力。

為什麼減肥要用到陰陵泉穴呢？這是因為**陰陵泉穴有 1 個非常重要的作用就是健脾祛濕，它可以健脾胃，還能把體內的濕氣去除掉。**

中醫認為，肥胖的根本病因是「痰濕內阻」。這個「痰」，可不是我們平時咳嗽吐出的痰，而是「無形之痰」，即皮下脂肪過多、血脂過高以及沉積在動脈內壁上、造成動脈硬化的脂肪。這些「無形之痰」往往與濕氣膠著在一起，有時還能互相轉化，形成「痰濕內阻」的局面。那麼，這些痰濕從哪兒來的呢？中醫認為，脾主運化水谷，主管消化功能，我們喝了水、吃了飯後，正常情況下，由脾把食物運化成人體需要的各種營養物質，所以，脾被稱為「氣血生化之源」。如果脾胃運化功能失調，不能把食物轉化成氣血，就會「反生痰濕」，所以中醫有「脾為生痰之源」，還有「脾失健運、水濕內停」的說法。故要想減肥就得健脾祛濕，就得找陰陵泉穴幫忙。

陰陵泉穴的位置在小腿內側，脛骨內側髁後下方凹陷處。取穴時正坐屈膝，用拇指沿著小腿內側骨的內緣由下往上推按，拇指推按到膝關節下的脛骨，再向上彎曲，凹陷處就是陰陵泉穴。怎麼刺激陰陵泉穴來達到減肥呢？除了**每天進行按摩外，我們還可以用刮痧板刮，每次刮 3 ～ 5 分鐘，刮的時候可以配合點按。**如果刮著感覺疼，受不了，我們還可以留罐，留 10 分鐘左右就可以了。

其實，陰陵泉穴不僅是老人和男人的福音，對於女人來說也是一個不錯的選擇，因為它可以去除黑眼圈和眼袋，現在很多女人經常加班，或者因為照顧孩子晚上也睡不好，所以一早起來就有黑眼圈，像個熊貓一樣。其實黑眼圈就是眼部周圍的氣血運行不暢造成的。另外，還有眼袋，很多女人睡不好就會有眼袋，看上去很不美觀，其實這也是脾虛所致。

所以不管是黑眼圈還是眼袋，要想遠離它們就得按摩陰陵泉穴或者艾灸陰陵泉穴。艾灸的方法很簡單，就是用艾條溫和灸 15 分鐘左右就可以了，每天進行 1 ～ 2 次。

豐隆

主治因痰濕所致所有疾病的大總管

｜穴位小檔案｜

穴位名：豐隆穴
功效：健脾和胃、祛濕化痰、通經活絡。
適應證：咳嗽、痰多、哮喘、頭痛、眩暈、高血脂、下肢痿痹、癲狂癇等。
用法：按摩，每天按摩豐隆穴 3 ～ 5 分鐘，每天 2 ～ 3 次；刮痧，邊刮邊按，每次 1 ～ 3 分鐘，每天 2 ～ 3 次；用艾條灸，每次每穴灸 15 ～ 20 分鐘，每天 2 次。

在北京某社區義診的時候，有個 50 多歲的李大姐，自述經常感覺嗓子裡有痰，喉嚨那總是像糊著東西一樣，咳也咳不出來，咽也咽不下去，有時候還頭昏腦脹，什麼都不想做，經常還感到疲乏，孩子買了一堆保健品，吃了 1 年，情況也不見好轉。李大姐身體偏胖，我問她血脂高不高，她說：「高。」我又看了看她的舌頭，舌質有瘀斑點，舌苔白、厚膩，脈象滑。問李大姐有沒有胸悶或有刺痛、是不是四肢時有沉重或者發麻的感覺，她說：「是這樣沒錯。」我告訴李大姐，她是痰濕體質，是因為痰濕內阻而致的高脂血症。

我幫她針灸，但是要想降血脂，還得長期堅持治療，我告訴她以後來我的門診讓我親自治療。李大姐說：「好好好。」我還告訴她，回家沒事的時候就按摩腿上的豐隆穴，刺激這個穴位可以緩解李大姐的不適症狀。後來，李大姐確實找到了我，針對她的情況，我制定了一套適合她的治療方案。還叮囑她不要忘了回家按揉豐隆穴，另外還要注意飲食和生活習慣，不要抽菸，少吃肉，多吃青菜等，堅持治療了 2 個月，李大姐的病情有了明顯的好轉。

治療高脂血症為什麼要用到豐隆穴呢？為了解答這個問題，我們先來介紹一下豐隆穴。豐隆穴是足陽明胃經上的絡穴，屬於胃經，又聯絡脾經，起著溝通 2 條經絡的作用。脾主運化，脾虛則水濕不化，容易聚集成痰，豐隆穴調理胃和脾 2 大臟腑，除濕祛痰的效果特別明顯。總之，大家一定要記住，**豐隆穴是最好的祛痰穴位。而高脂血症在中醫看來就是痰濕內阻造成的。所以在治療高脂血症的時候必須要用到豐隆穴。**

其實豐隆穴不僅可以化無形之痰，還能化有形之痰，**如果感冒了，有的人會感到有痰，總也吐不完，還有的人即使不感冒，平時也老有痰，這個時候也可以刺激豐隆穴。**這在古代文獻中早有記載，《玉龍歌》中：「痰多宜向豐隆瀉。」那麼豐隆穴在哪呢？**豐隆穴在小腿前外側，當外踝尖上 8 寸，條口外，距脛骨前緣 2 橫指（中指）處。每天按摩豐隆穴 3 ～ 5 分鐘，每天 2 ～ 3 次。**由於豐隆穴所處的位置肌肉豐滿結實，穴位肉厚而硬，就像隆起的小山丘一樣，按摩的時候需要加重力度，可以**用拇指指腹按壓穴位，也可以用食指關節用力進行點按，每次按壓 1 ～ 3 分鐘。有時候也可以將手握成拳頭，然後敲打穴位，這樣可以刺激穴位，也能夠及時放鬆腿部，起到降低血脂的功效，每次敲打 5 分鐘，**每天可以敲打多次，甚至工作空閒的時候也可以敲打小腿部位。

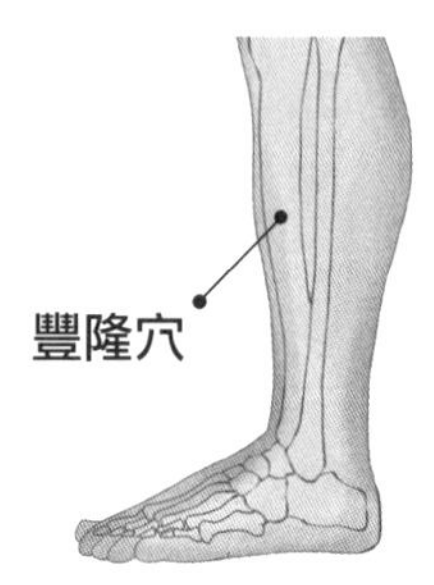

豐隆穴具有調和胃氣、祛濕化痰、通經活絡、補益氣血、醒腦安神等功效，被古今醫學家公認為治痰要穴。

由於豐隆穴的主要功能是化痰濕，所以它像陰陵泉穴一樣也可以治療肥胖，因為前面講了肥胖大多都是痰濕重引起的，所以**肥胖患者可以將陰陵泉穴和豐隆穴一起用，效果會更好。**

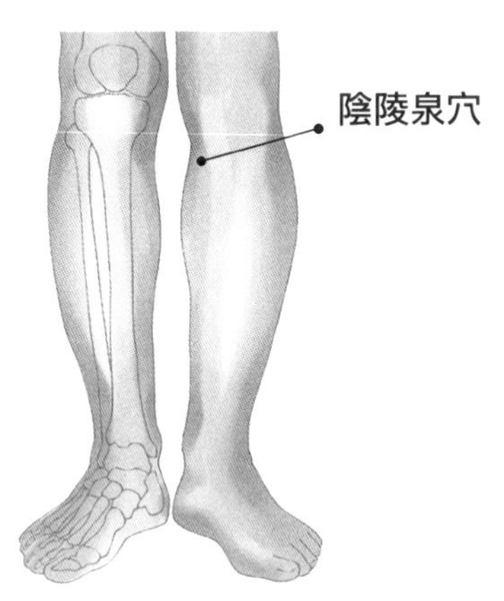

常常刮一刮或者按摩一下豐隆穴和陰陵泉穴位就可以讓自己瘦下來，痰濕的問題解決了，減肥這件事就變得簡單了。

豐隆穴不僅可以治療高脂血症和肥胖症，**家裡如果有誰得了哮喘，比如支氣管哮喘等，也可以求助於豐隆穴**，為什麼呢？中醫認為，哮喘有「宿根」，這個「宿根」就是痰。元代名醫朱丹溪認為，哮喘專主於痰。哮喘的病因以痰為主，為宿痰內伏於肺，遇到外感因素就會被誘發。而產生痰的原因有很多，像平時我們飲食不注意節制，貪食厚味肥甘，酗酒，損傷脾胃，脾虛運化水穀精微的功能失調，則水濕內生，濕聚成痰，經常抽菸的人也會生痰。痰伏於內，膠結不去，於是這就成了哮喘的宿根。

《醫宗必讀》載：「脾土虛弱，清者難升，濁者難降，留中滯隔，凝聚為痰。」《醫方集解》也認為：「痰之生由於脾氣不足，不能致精於肺，而痰以成者也。」脾和肺是母子關係，脾為母，肺為子，脾胃虛弱，土不能生金，會累及肺氣不足。肺主皮毛，外邪侵襲身體首先會侵犯皮膚和毛髮，肺虛衛外不固，正氣虛弱，就容易感受外邪，外邪與痰相搏，自然會誘發哮喘。基於以上原因，哮喘我們可以尋找豐隆穴幫忙。

對於豐隆穴我們可以針灸，當然針灸必須找專業的醫生，如果怕麻煩也可以用刮痧板刮，或者用艾條灸也可以。**用刮痧板刮的時候，邊刮邊按，每次 1 ～ 3 分鐘，每天 2 ～ 3 次。**用艾條灸，每次每穴灸 15 ～ 20 分鐘，每天 2 次。

地機

痛經患者的福音

穴位小檔案

穴位名：地機
功效：健脾利濕、調理氣血。
適應證：月經不調、痛經、遺精、水腫、腹痛、泄瀉、小便不利、腰痛、下肢痿痺等。
用法：按摩，每天2次，每次3～5分鐘；艾條灸，每次每穴灸15～20分鐘。

有1天，有個20多歲的姑娘來找我，說自己痛經，每次來的時候痛得都不能起床，甚至在床上翻滾，而且月經還不正常，有時候3、4個月才來1次，既盼著來，又怕來，所以非常糾結。我告訴她，別著急，這個毛病一定能治好。我進行了1個療程的針灸，再來月經的時候，痛經的症狀就緩解了很多，沒以前那麼嚴重了。

我針灸的幾個穴位中，其中用到的1個穴位就是地機穴。為什麼要用到地機穴呢？要知道這個答案，我們需要先了解一下地機穴。地機穴是足太陰脾經的機要之穴，是脾經的郤穴。在這裡我簡單地為大家介紹一下郤穴。簡單地說，郤穴是經脈之氣深聚之處，如果打個比方，我認為它很像深埋在地下的地熱資源，埋得深，資源豐富。郤穴的分布很有規律，大多位於人體的肘部和膝關節以下。人體的12條正經各有1個郤穴，奇經八脈中的陰維脈、陽維脈、陰蹺脈、陽蹺脈各有 1 個郄穴，共有 16 個郄穴。

各經脈郄穴表

經脈	郄穴	主治
肺經	孔最穴	咳血、痔瘡
心包經	郄門穴	心臟病、脅間神經痛
心經	陰郄穴	心絞痛、癲癇
脾經	地機穴	痛經
肝經	中都穴	子宮出血、疝氣
腎經	水泉穴	痛經、子宮脫垂
陰維脈	築賓穴	子宮出血、盆腔炎、五心煩熱
陰蹺脈	交信穴	失眠、嗜睡
大腸經	溫溜穴	感冒、痔瘡
三焦經	會宗穴	心絞痛、闌尾炎
小腸經	養老穴	肩背痛、落枕
胃經	梁丘穴	胃痛
膽經	外丘穴	癲癇、狂犬病
膀胱經	金門穴	小兒驚風、腓腸肌痙攣
陽維脈	陽交穴	偏頭痛、鼻炎
陽蹺脈	跗陽穴	肩周炎、腰扭傷

郄穴的一個重要的作用就是它能夠反映臟腑經脈的病症，具有診斷疾病的作用。許多急性病和慢性病都會在郄穴處出現不同的反應，比如急性胃痛，胃經上的郄穴梁丘就會出現壓痛感；心痛、胸悶，心包經上的郄穴郄門就會出現壓痛。郄穴不僅反映所屬經脈的病症，而且也能透過刺激它治療這些疾病，比如脾經上的地機穴可以治療糖尿病、崩漏、便血等。

地機穴除了可以治療痛經，還治療月經不調。有位患者，40 多歲，月經不調，每個月有時候來 2 次，而且來的時間特別長，來了就不走，最少半個月才走，有時候上次月經跟下次月經都連上了，瀝瀝拉拉不斷。其實像這位女士的情況就是月經不調，屬於脾虛氣弱，血不循經所致，後來我幫她針灸，還讓她回家沒事就按摩地機穴。她堅持治療了半個月的時間身體就好了。

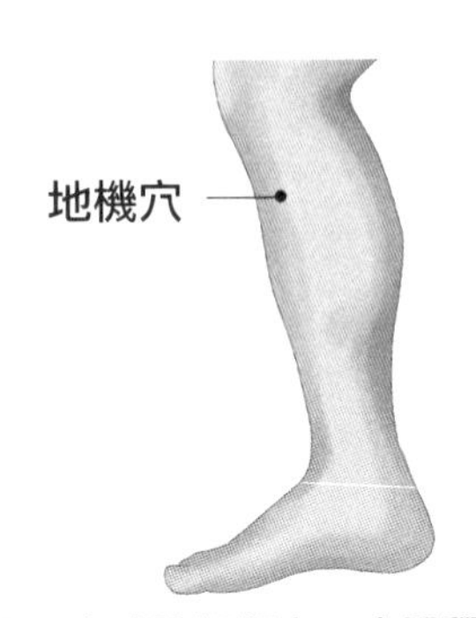

地機穴是足太陰脾經郤穴。中醫學認為，脾有生血和統血作用，脾所生、所統的血，直接為胞宮的行經提供物質基礎。郤穴為氣血深藏聚積之處，能疏調脾經經氣，通調任脈氣機，達到調經止痛之效。

為什麼地機穴可以治療女性的月經不調和痛經呢？郤穴可以治療痛症和血症。陽經上的郤穴多治療痛症，陰經上的郤穴多治療血症。**地機穴是脾經的郤穴，是治療痛經的專用穴**。所以如果家裡的女人如果有月經不調或者痛經的症狀就不妨刺激一下地機穴，可以按摩，也可以灸，灸的方法還是常規方法，溫和灸即可，每次 15 分鐘左右，每天 1 ～ 2 次。**預防痛經可以在經前 1 周按摩 4 次，左右 2 個穴位最好同時按摩**。艾炷隔鹽灸治療痛經的效果更好，先在穴位上鋪墊上食鹽，再把蠶豆粒大小的艾炷放在食鹽上，點燃後讓其自然燃盡熄滅，每個穴位灸 7 壯，每天 1 次。取穴的時候正坐，**地機穴在小腿的內側，內踝尖與陰陵泉穴的連接線上，陰陵泉穴下 3 寸**。沒事時多揉揉地機穴也能緩解痛經。

其實如果沒有什麼病症，家裡任何 1 個人都可以刺激地機穴，也可以達到養生的目的，因為它可以健脾利濕、調理氣血。

委中

治好腰背疼痛的大救星

|穴位小檔案|

穴位名：委中

功效：活血化瘀、溫經散寒、補腎強腎。

適應證：按摩，每天 2 次，每次 3 ～ 5 分鐘；三棱針點刺委中放血 10 毫升；艾條灸，每次每穴灸 15 ～ 20 分鐘。

去年我收治了 1 個 50 多歲的太太，雖然孩子們都已經成家，但是她還是從早到晚的工作，擔任清潔員，為的就是不想給孩子們增添負擔，覺得自己能賺點錢是一點，由於工作挺累的，沒多久，這位太太的腰就開始疼，工作的時候痛感加強，休息一下疼痛就能緩解。有 1 次，他又接到工作的電話，那次，她從上午 8 點一直工作到下午 4 點，結果當天晚上躺在床上就不能動了，腰疼得都不敢翻身，腿也抬不起來，覺得自己真的是歲數大了，不能再工作了。聽人介紹找到了我。

我做了全面的檢查，診斷為腰肌勞損。在她的委中穴處針刺放血加拔罐，治療了 1 次疼痛就緩解了，後來又連續治療了 10 多天，她的腰痛問題就緩解了。腰酸背痛在是生活中非常常見的不適症狀，平時過於勞累，身體的活動量比較大，久站或者久坐，都會使身體局部經絡不通，氣血瘀滯，從而產生疼痛。老年人由於精血虧虛，氣血運行不暢，所以更容易患上腰痛。

另外，腰為腎之府，腎功能的好壞也會直接影響到腰部的健康，有些人房勞過度，損傷了腎氣，腰部經絡得不到充分地濡養，也會引發腰痛。腰痛嚴重的話非常影響生活品質，俗話說：「腰背疼痛最難當，起步艱難步失常。」

治療腰痛主要是活血化瘀、溫經散寒、補腎強腎。**在治療慢性腰痛過程中，委中穴是必須要用到的。委中穴是足太陽膀胱經上的穴位**。足太陽膀胱經是陽氣最旺盛的 1 條經脈，在人體的腰部和背部，除了正中間的 1 條督脈，其餘就全是膀胱經了，脊椎左右各 2 條。**只要打通膀胱經，絕大多數腰部和背部的疼痛問題都能解決。而委中穴又是膀胱經在膕窩的會合點，因此，刺激這個穴位，能振奮整個膀胱經的活力，尤其是疏通腰背部的氣血，所以委中穴是治療腰痛的最佳穴位**。委中穴在哪呢？委中穴在膕橫紋中點，當股二頭肌腱與半腱肌腱的中間。**取穴的時候微屈膝，膕窩橫紋正中央能摸到兩條大筋，大筋之間的中點處就是委中穴。**

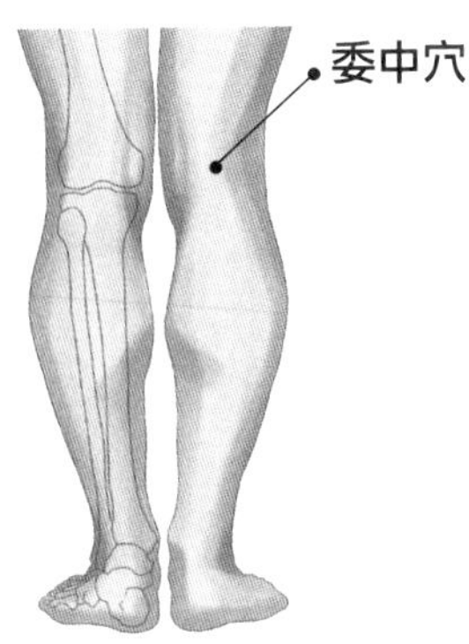

有 1 句歌謠說「腰背委中求」，說的就是委中對治療腰背痛疾病的重要作用。

「腰為腎之府」，治療腰背疼痛問題離不開對腎功能的調節。腎俞是腎的背俞穴，能夠調動腎臟元氣，壯腰益腎。腎俞在腰部，第 2 腰椎棘突下旁開 1.5 寸。大腸俞在腰部第 4 腰椎旁 1.5 寸，腰眼在第 4 腰椎旁開 3.5 寸，這兩個穴位都位於腰部附近，穴位所在，主治所在，所以用它們可以疏通腰部的經脈和氣血，起到通經止痛的作用。

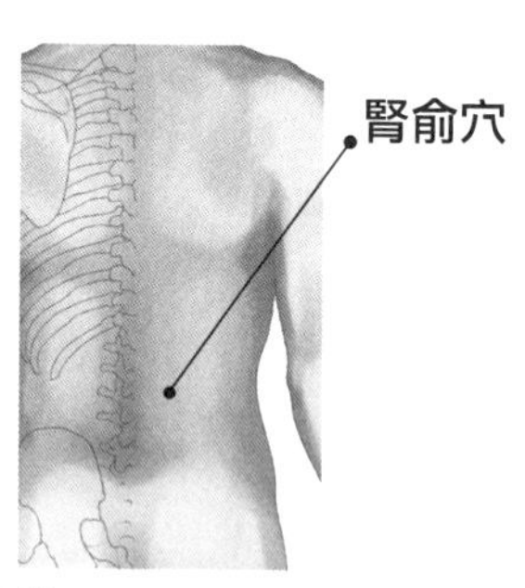

腎主骨生髓，如果腎精不足，骨的支撐力就會減弱，那麼，首先受到影響的就是腰部。所以，護腎就要先護腰。而按摩腎俞穴就能起到很好的護腰作用。

居家治療腰痛，可以**用拇指指腹分別按揉上述穴位，每個穴位按摩 3 ～ 5 分鐘**，如果腰痛是瘀血所致，比如扭傷等，或者是外感風寒所致，可以按揉上述穴位後，再用三棱針點刺委中穴放血 10 毫升，這種方法對治療各種原因引起的腰痛都有效果。除此之外，治療腰痛還可以用穴位敷貼的方法，如果你的腰痛是老年腎氣虛弱引起的，可以用下述方法：桑寄生、狗脊、千年健、炒杜仲、川斷、補骨脂各 15 克，冰片 5 克，研磨成細末，每天晚上臨睡前用白酒少許將藥末調成藥泥，貼在腰痛處，然後用紗布包好，每天換藥 1 次，連續使用 1 周的時間，能明顯改善腰痛。

委中穴除了可以治療腰痛，還能治腹痛，**如果家人有小肚子脹痛，有墜感，用手按想要小便，但卻還沒有等不適時，這個時候就可以找委中穴幫忙**。《靈樞》記載：「膀胱病者，小腹偏腫而痛，以手按之，即欲小便而不得，肩上熱，若脈陷，及足小趾外廉及脛踝後皆熱，若脈陷，取委中央。」如果是腹痛如何刺激委中穴呢？**可用中指按揉同側委中穴，也可以在家人的幫助下艾灸此穴，每次每穴灸約 15 分鐘，每天 1 ～ 2 次。**只要長期堅持刺激，就能有效緩解療小腹疼痛。

由於委中穴具有舒筋通絡、散瘀活血、清熱解毒的功效，所以它還能輔助治療癮疹、皮膚搔癢症，所以如果皮膚搔癢，不管是蕁麻疹，還是濕疹，都可以找委中穴來幫忙，前面我們說了血海穴可以治療皮膚搔癢症，這時如果再加上委中穴，治療皮膚搔癢的效果會更好。春天是皮膚搔癢症的多發季節，皮膚敏感的人不妨提前做好保健工作。

委中穴不僅具有上面我們提到的種種功效，它還能治療小兒驚風。如果小兒身體向前彎曲，可以用拇指指甲掐住小兒的委中，由輕到重逐漸用力，控制病情後及時就醫。如果小兒的身體往後仰，可以用拇指指甲掐住小兒的犢鼻（外膝眼），由輕到重逐漸用力，控制病情後及時就醫。如果小兒牙關緊閉、神志昏迷，可以用拇指掐按小兒的合谷穴，方法同上。

第七章

足部穴位

大家都知道，腳是人體的「第二心臟」，許多穴位都在腳底部，腳部彙集著成千上萬個末梢神經，與人體的每個器官都串連著，因此，腳部的保健特別重要。

太沖

理氣解鬱的神穴

｜穴位小檔案｜

穴位名：太沖
功效：疏肝理氣，調氣和血。
適應證：頭痛、眩暈、目赤腫痛、月經不調、脅痛等。
用法：點按，每次 3 ～ 5 分鐘，每天 1 ～ 2 次。

有一次我 1 位叔伯的姐姐打電話給我，說她最近生活狀態很不好。因為兒子有了孩子，所以她去兒子家照顧孫子，看顧孩子本來就是挺累的工作，很操心，累一點她也認了，幫兒子帶孫子也屬於正常的事，但就是跟兒媳婦就合不來，老是生氣。兒媳婦打不得罵不得，總是讓自己總生悶氣，結果最近感覺老上不來氣，脅肋疼痛，也吃不下飯，整天唉聲歎氣的，什麼心情也沒有，所以就打電話來，問問看有什麼好的辦法可以緩解這種症狀。

其實我挺理解姐姐的這種狀態的，在家裡不僅要看顧孩子，還要料理家務，再跟兒媳婦合不來，那身體肯定會吃不消，一定會出現問題，尤其是心理的問題。我告訴她，平時要是感覺胸悶氣短或者脅肋疼痛的時候，可以按按腳上的太沖穴和手上的合谷穴，這 2 個穴位搭配可以緩解不適症狀。姐姐告訴我按照這個方法去做了，確實能起到一些作用。但是我還是告訴她，要想把身體真正養好，就要調整好自己的心態，跟兒媳婦和睦相處，只有情緒好了，身體才能好。她也點頭稱是，說以後儘量調節自己的身心，少跟兒媳婦生氣。

在中醫看來，人體中的血液是透過氣來引導和推動的，只有氣機順暢，血液迴圈才能夠保證正常運作。可是**當一個人生氣發脾氣時，就會導致全身或者局部的氣機運行不暢或者阻滯，從而引發一系列的健康問題**。氣機運行不暢會有哪些問題呢？**主要是疼痛，如脅肋脹痛或者竄痛**。生活中，有很多被氣壞的例子，這就是因為情志不暢所導致的，或者加重身體之氣的瘀滯而引起疾病的。所以讓身體之氣運行舒暢是保證健康的前提。有什麼好的辦法呢？就是找穴位幫忙，它們是太沖穴，搭配合谷穴。為什麼要用到這2個穴位呢？

太沖穴是足厥陰肝經上的原穴，肝主疏泄，所以具有極強的舒暢氣機的作用，而合谷穴是手陽明大腸經上的原穴，具有行氣止痛的作用。什麼是原穴呢？我解釋一下，人體的生命活動離不開1種基本物質，那就是元氣。中醫認為元氣來自於肚臍下「腎間」，然後散布到人體各處，在人體的四肢相應的穴位上停留，停留的穴位就叫原穴。

打個比方，糧食從農民的莊稼地裡收穫以後，會源源不斷地運送到全國各地，供全國各地的人食用。糧食運到1個城市，要先儲存在當地的糧倉裡，然後再根據需要分發到每個人的手中，這個原穴就相當於糧倉，它是糧食儲存的地方。原穴是儲存元氣的地方，它與人體的元氣關係非常密切，人體的十二經脈都有自己的原穴。

十二經原穴表

經脈	肺	大腸	胃	脾	心	小腸	膀胱	腎	心包	三焦	膽	肝
原穴	太淵	合谷	沖陽	太白	神門	腕骨	京骨	太溪	大陵	陽池	丘墟	太沖

所以當我們生悶氣或者發脾氣，感覺胸悶氣短或者脅肋疼痛時，就不妨找太沖穴和合谷穴來幫忙。**太沖穴在足背部，取穴的時候從第1、第2腳趾間縫紋頭向足背上量取2橫指，該處有個凹陷，凹陷處就是太沖穴**。怎麼找合谷

穴呢？把**拇指和食指併攏，在拇指和食指指尖能看到一塊高高隆起的肌肉，肌肉的最高點就是合谷穴**。平時的生活中，我們怎麼用這 2 個穴位呢？最簡單的方法就是多按按它們。值得一提的是，**脾氣不好的人，尤其是那些急躁易怒的人，應該多利用這兩個穴位保健治療**。道理很簡單，氣積鬱滯時間長了，就會化成火，使脾氣更加不好，脾氣不好傷氣，從而形成惡性循環。用按摩的方法調氣，氣順了，脾氣自然就好了。

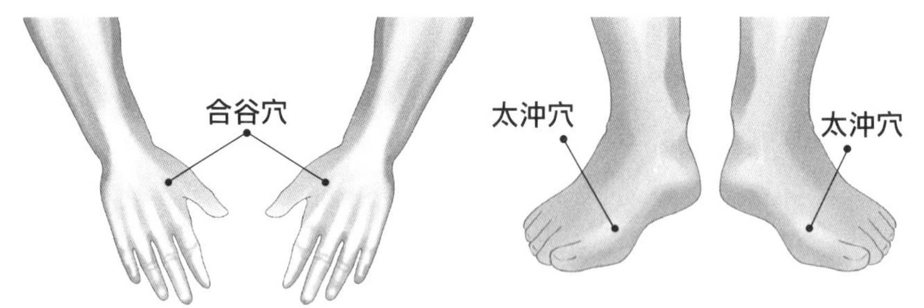

合谷穴和太沖穴「原原相伍」，疏肝理氣，調氣和血的作用非常好。

太沖穴不僅可以疏肝理氣，還能降血壓，所以如果家裡面有誰得了高血壓，不妨也找太沖穴幫忙。太沖穴，太就是大的意思，相當於皇帝的太子，而沖，指的就是氣血的沖盛。人一旦血壓升高，就會臉紅脖子粗，頭暈手抖，這是因為氣血往上沖的原因，要想讓氣血沖下來，把血壓降下來，就要按摩太沖穴。所以**太沖穴特別適合治療肝陽上亢型高血壓。肝陽上亢型高血壓主要表現為頭暈耳鳴，頭痛，心悸，失眠多夢，或腰膝酸軟，舌質較紅，舌苔黃幹或薄少，脈弦緊而長**。怎麼按摩呢？你可以從太沖穴的位置用點按的方法，一直點按到大腳趾和 2 腳趾聯合處，也就是從上到下點按，堅持一段時間就會有效果。

太沖穴除了可以幫你消氣、降壓，它還能幫女人調理月經不調，治療崩漏。功效也非常多，它除了有上面的功效之外，還能治療足踝扭傷、足跟痛和凍瘡等疾病。家裡的孩子喜歡玩，喜歡運動，如果扭傷了腳踝，可以透過按摩

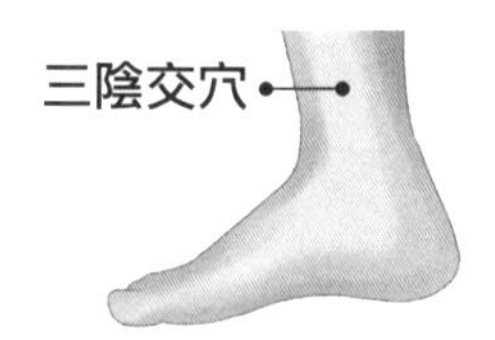

家裡的女性有月經不調的症狀，都可以按摩太沖穴和三陰交穴。按摩的方法是點按，每次 3 ～ 5 分鐘，每天 1 ～ 2 次。

太沖穴來緩解疼痛。同時，家裡的老人，由於腎氣虛弱，腳踝處的筋骨失去營養，也會引發足踝疼痛和麻木，此時都能找太沖穴。太沖穴是足厥陰肝經上的原穴，又是足厥陰肝經上的腧穴，腧穴是主體重節痛，所以太沖穴可以疏導腳踝的氣血。

保養足踝，除了太沖穴，還要配伍照海穴和丘墟穴。這 3 個穴位怎麼用呢？日常**保養足踝，可以經常按揉它們，不用在意次數。如果發生踝關節扭傷，可以先分別按揉上述穴位各 3 ～ 5 分鐘，再用手托起腳跟，一隻手握住腳尖，輕輕牽引踝關節 2 ～ 3 分鐘，再輕輕搖動數次，再輕輕做足踝屈伸、內翻、外翻數次**。通常做完 1 遍就能緩解疼痛。

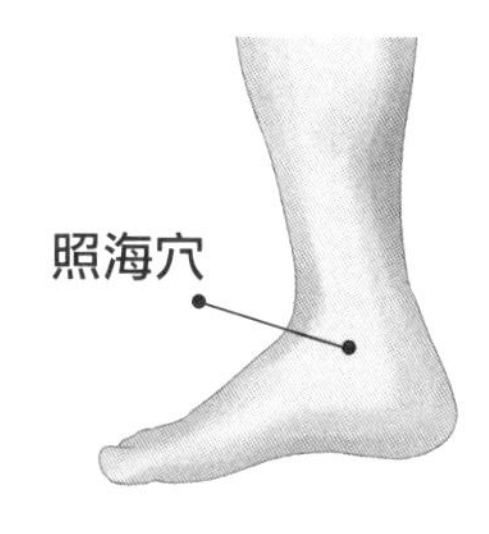

照海穴是足少陰腎經上的穴位，用照海穴調動神經元氣，補腎強骨，作用自然不能小視。

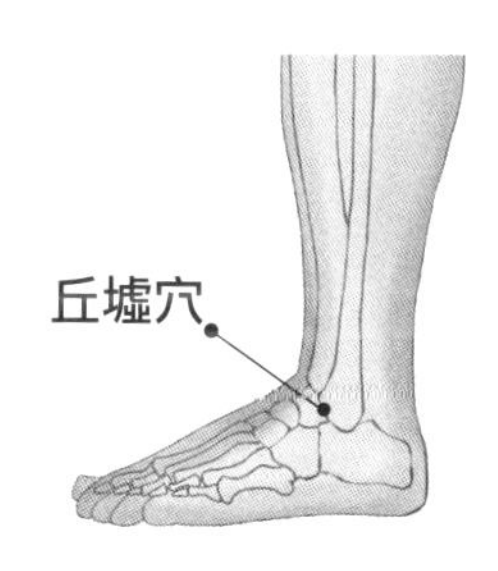

丘墟穴位於外踝部，屬足少陽膽經，膽經有個重要的功能，就是「主骨所生病」，所以用丘墟穴調動膽經功能，對保養足踝效果非常好。

太溪

既補腎陽又補腎陰的奇穴

｜穴位小檔案｜

穴位名：太溪
功效：滋陰降火、培元補腎。
適應證：頭暈、目眩、耳鳴、耳聾、消渴、失眠等。
用法：點按，每次 3 ～ 5 分鐘，每天 1 ～ 2 次。

有一次我受邀參加某個老年協會進行健康講座，針對的都是 50 歲以上的中老年人。在講座的過程中，我們有個互動時間，就是聽眾可以提問。有 1 個 60 來歲的老先生說：「我耳鳴已經半年多了，去醫院做了各種檢查也沒發現什麼問題，大夫讓我注意生活習慣，在家調養觀察就行了，可是一直都沒什麼效果，中醫有什麼好辦法嗎？」

我問他耳鳴的時候是什麼症狀，他說就像耳邊有蚊子叫一樣，持續 1 ～ 2 分鐘。他還說平時感覺乏力，記憶力也減退，頭髮也掉得厲害。聽他這麼一說，我斷定他就是因為腎虛導致的耳鳴。我告訴他回家沒事的時候，要多按摩太溪穴，堅持一段時間就會有改善。除此之外，我還囑咐他要注意保持良好的生活習慣，同時注意飲食。後來老人打電話來，告訴我他用我的方法堅持一段時間，耳鳴的症狀確實好了不少，特地打電話感謝我。

為什麼耳鳴要用到太溪穴呢？中醫認為腎開竅於耳，腎的精氣上通於耳，**耳的聽覺與腎精的盛衰有密切的關係。腎精氣充沛，則聽覺靈敏，腎之精氣不足，常會引起耳鳴。**而太溪穴是足少陰腎經上的原穴。「太」是大的意思，「溪」是指山間流水，「太溪」指大大的山間流水，也就是現在的大壩、水庫。太溪穴實際上指的就是腎經水液在此形成較大的水庫、大壩。所以才會**有人將這個穴位稱為身體的母親河。此穴具有平衡協調之功，既能滋陰降火，又能培元補腎。**既可以治療腎陽虛引起的畏寒肢冷、神疲嗜睡、頭暈目眩，又能治療腎陰虛導致的慢性咽喉炎、耳鳴、失眠多夢等。

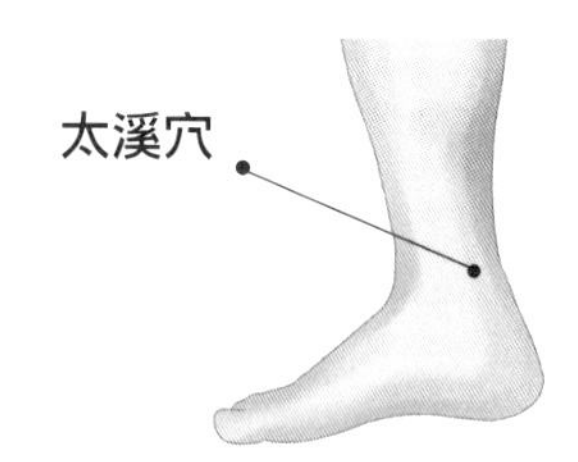

太溪穴是腎經的原穴，原穴的含義有發源、原動力的意思。

這裡出現了 2 個名詞，一個是腎陽虛，一個是腎陰虛，我們來區分一下這 2 個詞的不同。**腎陽虛，是腎陽不足了，最典型的特徵是怕冷。**其實陽氣就是人體的火力，陽氣是維持人體體溫、抵禦外界寒冷的動力。腎為先天之本，腎陽是人體陽氣的根本，腎陽也稱為「元陽」、「真陽」。腎陽虛就是人體的火力不足了，當然就怕冷了。人們常說「傻小子睡涼炕，全憑火氣旺」，意思就是說年輕力壯的小夥子身體強壯，抗寒能力強，是因為火氣旺，其實說的就是腎陽旺盛。

而**腎陰虛就是人的腎精不足了，最典型的特徵是燥熱，**大家記住，只要在腎虛的同時有熱的徵象，那就是腎陰虛了。如果說陽是人體的火氣，那陰就是人體的水分。腎為先天之本，水火之宅，腎陰腎陽，是陰陽的根本，陰陽是相對平衡的，並且相互制約。陰虛就是體內的水分少了，水少了就表現為相對的火旺，火旺就會出現熱的徵象，這就是所謂的陰虛火旺，也就是說陰虛的人容易上火。

而**太溪穴既能調養腎陽虛，也能調養腎陰虛，所以它具有雙向調節的功能。**所以腎虛了，就可以選取太溪穴進行治療。那麼怎麼知道自己是不是腎虛呢？**慢性疲勞綜合征是典型的腎虛證，**患者在持續的（半年或者超過半年）時間裡不能緩解的同時，常伴有腰痛、記憶力減退、注意力不集中、性功能減退、全身骨頭酸軟、免疫力低下、容易感冒、心態衰老、常感力不從心，這都表明腎虛了。在現代不管是老年人，還是中年人，甚至青年人，都有很多腎虛的症狀，原因就是壓力大，操心多。如何透過按摩太溪穴，來改善腎虛的症狀呢？方法很簡單，就是**沒事的時候用自己的大拇指按揉太溪穴，時間在 3 ～ 5 分鐘，次數不限。**

太溪穴不僅可以改善腎虛，治療耳鳴、疲勞綜合症，它還是個止血的大穴。有一次，我們門診來了個 12、13 歲的小男孩，是他媽媽帶著來的，進門的時候還捏著鼻子，原來她們去超市買東西，誰知道兒子半路跌了一跤，鼻子就出血了。她趕緊帶到洗手間用清水沖洗，找了塊棉花團塞到鼻子裡去，可是小男孩嫌鼻子裡塞著棉花不舒服，非要把棉花團取出來，棉花團一取出來，鼻子又流血不止了，我趕緊幫他做了針灸，一會兒鼻子就不出血了。

孩子流鼻血是很常見的狀況，原因有很多，鼻子外傷可以引起，身體上火有炎症也可能引起。**如果是外傷引起的鼻子出血，你可以迅速用 2 隻手的拇指和食指，分別按壓腳踝附近的太溪穴和昆侖穴 2 個穴位，抬頭按壓 1 分鐘就有效果。**如果鼻出血是因為臟腑有熱，火氣太盛引起的，那就用指壓百勞穴的方法。可以用大拇指指尖用力按壓百勞穴，也可以用圓珠筆之類的硬的東西按壓，通常 2 ～ 3 分鐘就能有效。

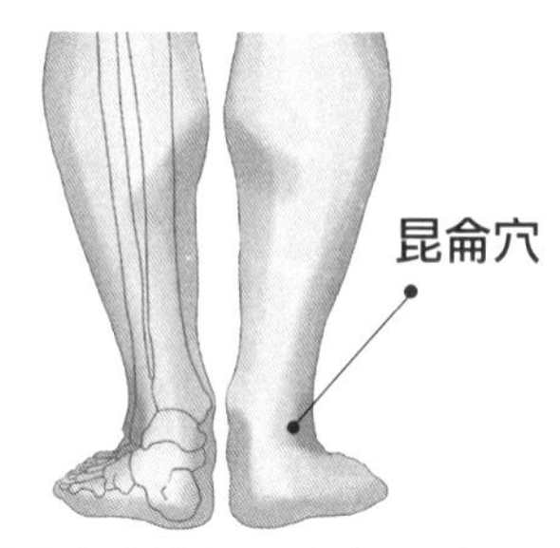

昆侖穴在外腳踝尖與跟腱之間的凹陷處，與太溪穴相對，很好找。

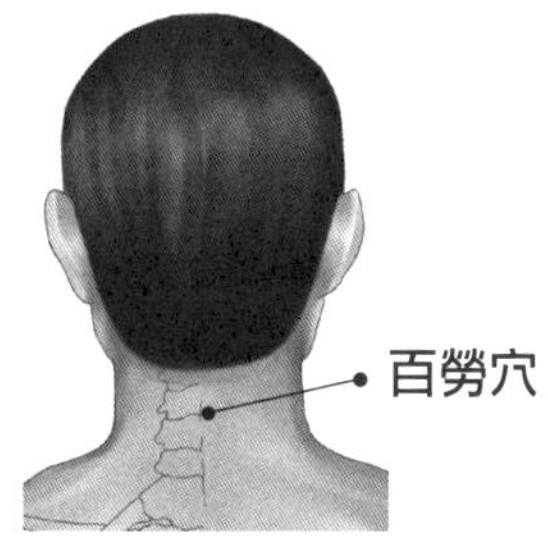

百勞穴位於大椎穴直上 2 寸，旁開 1 寸。

太溪穴除了有以上功效，它還可以輔助治療糖尿病。中醫把糖尿病定義為消渴病，分為上消、中消、下消。「上消」主要指肺陰不足，出現口渴多飲的症狀。「中消」為胃火亢盛，容易出現多吃的症狀。「下消」主要是腎陰不足、腎水匱乏，容易出現多尿的症狀。那麼怎麼樣透過經絡穴位來補腎水呢？湧泉穴就是補腎的重要穴位之一。

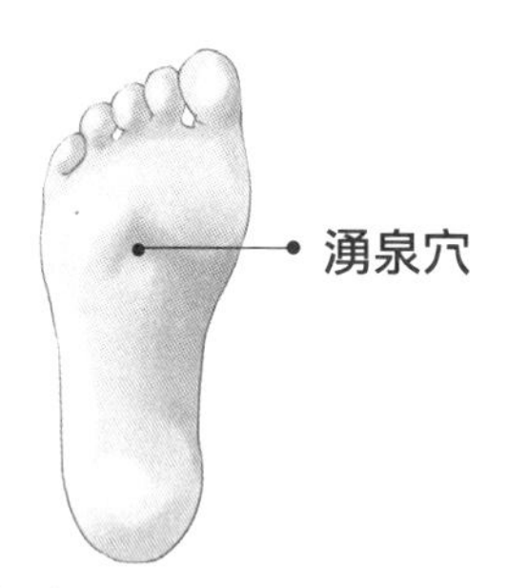

按揉湧泉穴時，每次按揉 10 分鐘左右，有酸脹感為宜。

湧泉穴是腎經第 1 穴位，如同泉水一樣噴湧不斷。腎經的氣血從湧泉湧出後，流經然穀穴，會聚到太溪穴。中醫穴位的命名相當有意思。試想一下，一股股甜美的甘泉彙聚成一灣清潤潤的湖水，滋潤著體內的田地。在「赤日炎炎似火燒，野田禾苗半枯焦」的糖尿病狀態下，我們常常揉揉太溪穴，就像給乾涸的土地送去了濡潤的泉水，病情肯定會有所改善。

湧泉

益精補腎、固本培元的養生穴

｜穴位小檔案｜

穴位名：湧泉
功效：補益腎精、滋養五臟六腑。
適應證：頭痛、失眠、咽喉腫痛、牙痛、高血壓、更年期綜合征等。
用法：擦法，用手掌心的勞宮穴對準湧泉穴做擦法，每次 5 分鐘左右，每天 2 次；點按，每次 3 ～ 5 分鐘，每天 1 ～ 2 次。

我曾經遇到 1 個 50 多歲的男性病人，他說自己已經失眠半年了，有時候是躺下睡不著，要不就是 1、2 點鐘醒了就睡不著了，還很有精神，眼前就像過電影一樣，一直到天亮了，才有點睏意，睡了會就起床了，但是白天一天都是昏昏沉沉的，沒有力氣，精神也不好，特別萎靡，做什麼事都提不起精神來。我問他是不是有什麼壓力，他說最近一段時間一直為一點事兒操心，有時候會很焦慮、煩躁。我又問他有沒有腰膝酸軟的症狀，他說有。

我告訴他這是心腎不交導致的失眠症。接下來我做了一段時間的針灸，並囑咐他回家沒事的時候就用水泡腳，泡完腳後按摩湧泉穴。這個病人完全按照我的治療方案去做了，半個月的時間他就告訴我，失眠症狀緩解了，精神狀態也好多了。我告訴他，以後可以不用來針灸了，但是在家的時候還是別忘了按摩湧泉穴，他笑著說：「一定一定。」

我為什麼要讓他按摩湧泉穴呢？在回答這個問題之前，先讓我們了解一下湧泉這個穴位。

湧泉穴是足少陰腎經的井穴、起始穴。《黃帝內經》認為，腎經之氣猶如源泉之水，來源於足下，從此穴湧出，灌溉周身四肢各個部位，所以取名為湧泉。**湧泉穴的本意就是指，腎經氣血如泉水一樣從足底源源不斷地上湧，然後灌溉四肢百骸，滋潤人體的臟腑，可以說湧泉穴是一個身體的保健大穴。**

睡眠不好的人，心腎不交的人，腎水在下，心火在上，腎水虧了，心火就相對的上炎，火就會旺，火就蒸騰起來，此時水就不能遏制它，這樣就會出現失眠的症狀。要想改善這種症狀，最好的辦法就是溝通心腎，讓腎水上去，心火下來。我們把手掌心搓熱，然後用手掌心的勞宮穴對準湧泉穴進行摩擦，就可以讓心腎相交，這是因為手掌心的勞宮穴是心包經上的穴位，而湧泉穴是腎經上的穴位，2 個穴位配伍治療，這樣有助於緩解失眠問題。**用湧泉穴來輔助治療失眠的時候就要用上面所說的這種擦法，每天早晚擦 1 次，每次 5 分鐘左右**。也可以把朱砂打成粉敷貼在湧泉穴處治療失眠。

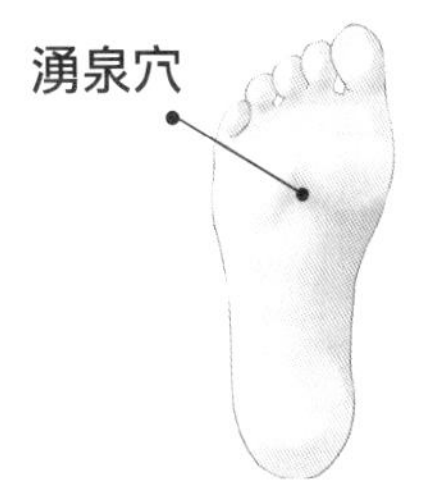

湧泉穴位於足前部凹陷處，第 2、第 3 趾趾縫紋頭端，與足跟連線的前 1/3 處。

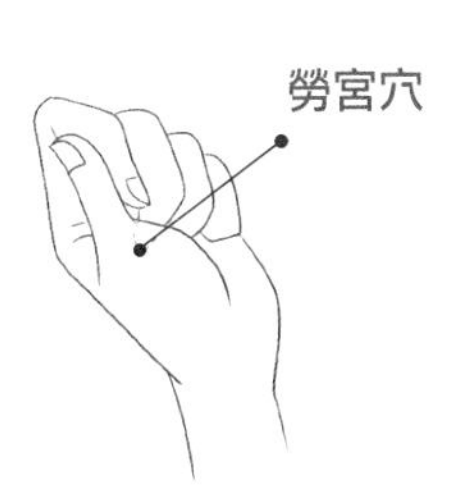

勞宮穴在手掌中心，握拳曲指的時候，中指正對的地方就是勞宮穴。

湧泉穴是 1 個非常著名的大穴，我們臨床治療很多疾病都離不開湧泉穴，例如：中暑、昏厥、頭暈、更年期綜合征、月經不調、陽痿、遺精、神經衰弱、便秘、咽喉腫痛等。所以**它是全家人的保健大穴，不管是老人還是孩子，不管是男人還是女人都離不開它**。比如孩子或者老人盜汗，也可以透過湧泉穴來治療。什麼是盜汗呢？「盜」就是偷的意思，晚上睡覺偷偷流汗，甚至衣服都汗濕了，醒來後流汗自動停止。

盜汗多是由陰虛導致的，透過這種敷貼湧泉的方法可以治療盜汗。方法是取酸棗仁、五倍子各等分，研成細末後裝在瓶子中備用，每天晚上臨睡前，取藥末 30 克左右用蜂蜜調成膏狀，塗抹在雙腳的腳心上，再用紗布包紮固定，第 2 天早晨取掉，每天 1 次，效果不錯。

痛經者或者青春期功能性子宮出血患者也可用敷貼法。我們還可以取炒蒲黃、炒五靈脂、生地榆、夏枯草各 30 克。將上述藥研成細末，放在 1 個瓶子裡備用。每次取藥末 20 克，用米醋適量調成糊狀，外敷在雙足心的湧泉穴上，用膠帶固定，每天換藥 1 次。

另外，**如果家裡有誰頭頂疼痛，也可以找湧泉穴來幫忙**，怎麼透過湧泉穴來緩解這種疼痛呢？我們可以用點法，就是**將大拇指豎起來，用大拇指的指端對準湧泉穴用力按，力氣一定要大，只有這樣的刺激才能有效果**。用湧泉穴來治療頭頂百會穴位置的疼痛，遵循了中醫「上病下治」的原則。《肘後歌》裡面有：「頂心頭疼眼不開，湧泉下針定安泰。」所以只要頭疼就可以用力點按湧泉穴。

湧泉穴不僅可以治療失眠、盜汗、頭痛，它還能輔助治療更年期綜合症。我以前遇到過 1 個 50 多歲的高中老師，由於是高三的班主任，所以工作壓力非常大，每天都要熬夜加班，時間長了身體就出現不舒服的症狀：心悸失眠、頭暈乏力、腰膝酸軟等，同時還伴有不思飲食、小便清長、月經紊亂等症狀。後來去醫院查了查，結果什麼也沒查出來，所以就找到了我，希望我可以幫助她，我檢查了一遍，結果斷定她這是更年期綜合征，制定了一套專屬於她的治療方案。

在治療的同時，還叮囑她回家沒事的時候按摩交信穴、復溜穴和湧泉穴。交信穴是腎經的穴位，「交」是指跟脾經的三陰交相交，「信」是指月信，也就是月經，交信穴是專門調理女性月經的 1 個大穴。在小腿內側，當太溪穴直上 2 寸，復溜穴前 0.5 寸，脛骨內側緣的後方，可以用拇指按揉，按揉的力度須適當，時間 1 分鐘左右。復溜穴為補腎益精的要穴，位置在小腿內側，太溪穴直上 2 寸，跟腱的前方。可以用拇指按揉，按揉的力度須適當，時間 1 分鐘左右。而湧泉穴是養生保健的大穴，可以緩解多種不適，所以治療更年期綜合症離不開它。

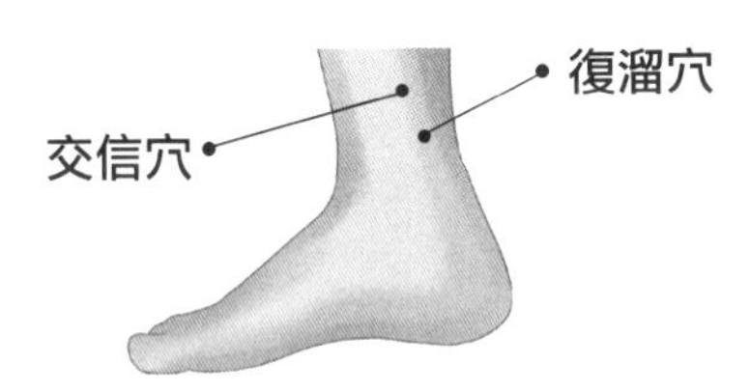

交信穴、復溜穴與湧泉穴 3 個穴位合用，可治療肝腎陰虛引起的更年期綜合症。

公孫

胸腹疾病的醫藥箱

丨穴位小檔案丨

穴位名：公孫
功效：健脾益胃、通調沖脈，消除痞疾。
適應證：胃痛、嘔吐、腹脹、腹痛、泄瀉、心痛、胸悶。
用法：按揉，每次 3 ～ 5 分鐘，每天 1 ～ 2 次。

有一次回老家，鄰居家的大媽知道我回來了，就來我家做客，聊了一會兒，她就說：「我得出去走走，吃完飯心窩這地方就難受，感覺脹得慌、憋得慌，好像有股氣上也上不去，下也下不來。」我請大媽別著急，並且告訴她 1 個辦法來緩解這種症狀。我請她把鞋子脫了，然後用指端按壓她的公孫穴，我一按，她就喊痛，我要她撐住忍耐一下。幾分鐘過後，她的不適就得到了緩解，她特別高興。

為什麼大媽心窩、胃部不舒服我要按公孫穴呢？要回答這個問題，我們先來了解一下公孫穴。公孫穴是足太陰脾經上的絡穴，它聯絡著胃經，而且是八脈交會之穴，通於沖脈。所以**這個穴位可以治療脾胃、心和胸部的所有疾病。**

實際上，這個穴位之所以叫「公孫」，是有其深意的。《史記．五帝本紀》一開頭就說：「黃帝者，少典之子，姓公孫，名曰軒轅。」公孫就是黃帝，黃帝居中央而統治四方，正如公孫穴總督脾經和沖脈，統領全身。這個統領全身的穴位，最直接、最明顯的效果體現在胸腹部。胸部、腹部的一切問題，比如腹脹、不明腹痛、胃酸、心痛、胃痛、胸痛，都可以透過公孫穴來治療和緩解。所以生活中當感覺吃完飯食物堵在胃部不消化的時候，或者有胃酸的時候，都不妨按摩一下公孫穴。

公孫穴在哪呢？它在**足內側緣，當第 1 蹠骨基底的前下方。取穴時，正坐，從腳的大拇指內側的後一關節處往後推按，能找到一個弓形骨，弓形骨的後端下緣處的凹陷處就是公孫穴**。我們可以**按摩這個穴位，每次 3 ～ 5 分鐘，每天 2 次**。也可以用艾條溫和灸，每次灸 15 分鐘，每天 1 ～ 2 次。

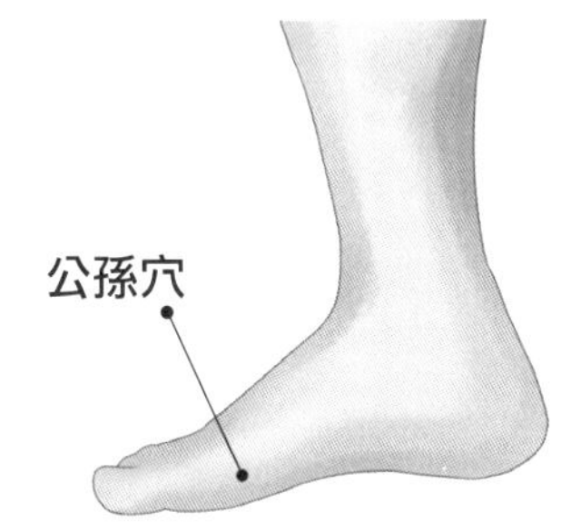

凡是心、胸、胃的疾病都可以找公孫穴來對症治療。

公孫穴還是減肥的大穴，因為它具有健脾利濕的功效，肥胖的人不光是吃得多，一個重要的原因是吃進去的食物不消化，身體沒有充分吸收，這種情況下，我們給予公孫穴充分的刺激就能達到減肥的目的。因為公孫穴是脾經的穴位，**刺激它就可以調理脾胃，脾主運化水穀精微，脾胃功能好了，就能充分運化水穀精微了，身體也就能充分吸收這些營養物質了**。所以家裡如果有想減肥的人，平時就可以按摩一下公孫穴。臨床針灸中，公孫穴搭配天樞穴、梁丘穴和豐隆穴，減肥效果更佳。

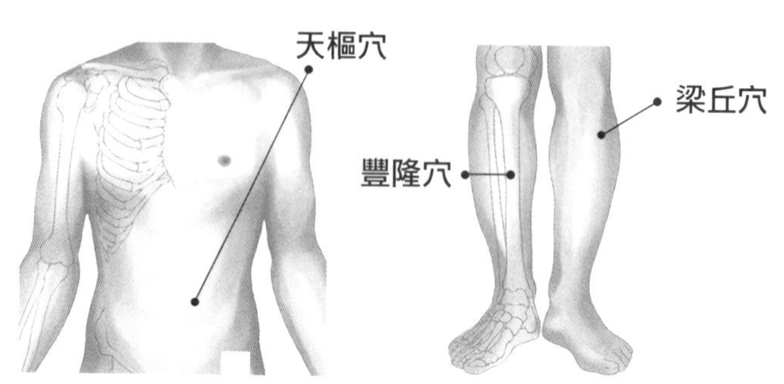

公孫穴搭配以上穴位，能調節身體新陳代謝速率，
達到減重的目的。

在這裡我向大家介紹一下這幾個穴位的簡易取穴法。天樞穴在肚臍的旁2寸；梁丘穴在膝上2寸兩筋間，當下肢用力蹬直時，髕骨外上緣上方可見一個凹陷（股外直肌與肌直肌之間結合部），該凹陷正中就是公孫穴。豐隆穴在小腿前外側，當外踝尖上8寸，距脛骨前緣2橫指（中指）處。對於以上穴位，我們也可以採取每個穴位按摩3～5分鐘，每天按揉2次的方法。

公孫穴除了具有以上的功效，它還能治療嘔吐，比如說妊娠嘔吐，妊娠嘔吐的病位在胃，主要原因是胃失和降。我簡單解釋一下：胃居於中焦，主受納腐熟水穀，其氣以降為順。外邪、飲食、情志等原因都有可能導致臟腑失和，從而影響胃的功能，使胃失和降，水穀逆氣上出，引發嘔吐。**婦女妊娠期間，胎氣上逆，臟腑功能容易失調，導致胃失和降，從而引發嘔吐。治療妊娠嘔吐主要從調理臟腑功能、和胃降逆出發**。公孫穴、中脘穴、內關穴、足三里穴這幾個穴位是最好的。

按摩這幾個穴位分別能起到什麼作用呢？公孫穴是脾經的絡穴，聯絡胃經，1個穴位同時調養脾和胃2個臟腑功能，既能健脾化濕，又能和胃降逆。中脘穴是胃的募穴，腑的會穴，它的作用很獨特，既能調養胃的功能，起到和胃降逆的作用，又能調養五臟六腑的功能，通調腑氣，使臟腑功能趨於和諧，從而從根本上解決嘔吐的問題。中脘穴在上腹部，肚臍正中上4寸。內關穴是心包經的絡穴，與三焦經相聯絡，1 個穴位連接心包經和三焦經的兩條經脈，它能宣上導下，和內調外。胃居於中焦，所以利用內關穴能和胃降逆。內關穴在前臂內側，腕橫紋直上 2 寸。足三里穴是胃經的下合穴，合治內腑，所以善於調理胃腑的功能，起到生化氣血、理氣降逆的作用。

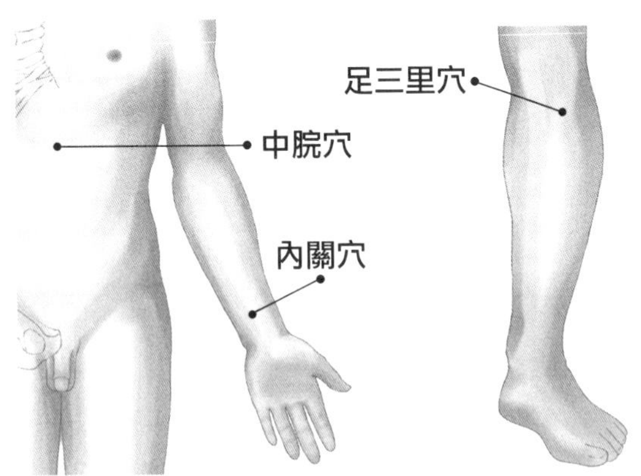

公孫穴與中脘穴、內關穴、足三里穴是治療妊娠嘔吐的基本穴位，當然，其他原因引起的嘔吐症狀也可以透過按摩這幾個穴位進行緩解。

怎麼按摩這幾個穴位來達到緩解妊娠嘔吐的症狀呢？方法是，**嘔吐的時候，分別按壓它們，每個穴位 3 ～ 5 分鐘，力度以感到酸麻為度，左右兩側的穴位都按 1 遍，時間緊的話，單獨按壓其中 1 ～ 2 個穴位也能緩解妊娠嘔吐的症狀。**

內庭

瀉胃火的特效穴位

｜穴位小檔案｜

穴位名：內庭
功效：去胃火。
適應證：口臭、齒痛、咽喉腫痛、鼻出血、便秘、腹痛、腹脹、足背腫痛、熱病等。
用法：掐法，每次 3 ～ 5 分鐘，每天 1 ～ 2 次。

我記得有這樣 1 個病人，他是因為腿部水腫來讓我做針灸治療的。我在跟他交談的時候，發現他有口臭，他說：「不僅有口臭，咽喉還經常腫痛。」我告訴他這是上胃火的症狀，請他回家沒事的時候按摩腳上的內庭穴，堅持按摩一段時間就能緩解這種上胃火的症狀。我做完針灸治療後，告訴他內庭穴的位置，在家怎麼按摩。後來，他堅持在家做按摩，過了半個月，他就說口臭就沒那麼明顯了，還特地打電話告知我，已經緩解上胃火的症狀。

我為什麼要教他用內庭穴呢？為了回答這個問題，我們先來了解一下內庭穴。**「內」是入的意思，「庭」是口的意思，也就是庭院，口腔就是庭院。所以別看內庭穴在腳上，但是它可以治療口腔裡面的疾病，比如口臭。**另外，內庭穴是足陽明胃經的滎穴。「滎」有泉水已成小流的意思。《靈樞・本輸》中說：「內庭，次趾外間也，為滎。」滎穴有清胃瀉火、理氣止痛的功效，可以說是熱證、上火的剋星。《難經・六十八難》中指出：「滎主身熱。」說明滎穴主要應用於發熱病症的治療。

那麼在生活中，怎麼知道自己上胃火了呢？如何判斷呢？**如果你有口臭、口渴、牙疼、牙齦腫痛、喉嚨腫痛、口腔潰瘍、便秘等症狀，就說明你有胃火了**。在一般情況下，越瘦的人，越容易上胃火，清代名醫程芝田在《醫法心傳》中說：「肥人氣虛多痰，瘦人血虛多火。」所以人越瘦，平時就越要少吃辣的、酸的等口味重的食物，以免上胃火。大家要注意一點，那些口感特別好，你非常想吃的那些東西，一般都是使你上胃火的食物，比如雞鴨魚肉、煎炸烤的食物以及軟酥脆的食物等。所以為了避免胃火上炎，為了避免讓自己遭受牙疼便秘等痛苦，還是吃清淡一些為好。如果說最近吃得太「好」了，上了胃火，我們應該怎麼來降這個胃火呢？最好的辦法就是找內庭穴幫忙。

內庭穴在哪呢？**內庭穴在足背，當第 2、第 3 趾間，趾蹼緣後方赤白肉際處。取穴的時候正坐垂足，從足第 2、第 3 趾間橫紋端正中向上量取半橫指，該處的凹陷處就是內庭穴**。對於內庭穴我們怎麼刺激它呢？我們**最好是用掐法**。也就是**用大拇指指甲尖著力掐這個穴位**，因為這個穴位只有強刺激才能起到泄的作用。內庭穴的本身的作用就是泄，泄胃熱，我們可以**每次掐這個穴位 3 ～ 5 分鐘，每天 2 次**。

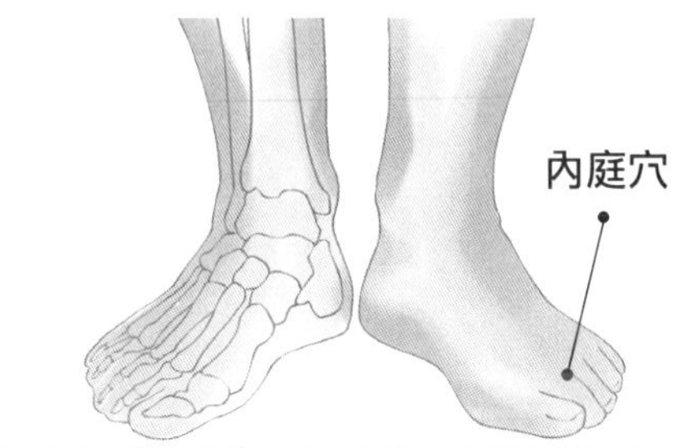

內庭穴最顯著的 1 個特點就是可以瀉胃火。

內庭穴不僅可以緩解上胃火的症狀，它還能讓人達到減肥的目的，但並不適用所有肥胖的人。**適用內庭穴減肥的人的特徵是：食欲比較亢進，容易餓，剛吃完飯過一會兒就餓了，而且吃得還特別多，總有吃不飽的感覺。**另外，這種肥胖人的口氣比較重，有比較嚴重的口臭，還有便秘的症狀，因為這種人一般胃腸蠕動功能比較差，所以常有便秘的症狀。**還有 1 個明顯的特徵是：這種肥胖人你用手按的時候，肚子是硬硬的，而不是軟軟的。**這類肥胖的人就比較適合用內庭穴來減肥。因為內庭穴可以降低食欲，**這類肥胖者之所以食欲旺盛，1 個非常重要的原因就是胃火旺盛，灼燒能力強，而刺激內庭可以降胃火，從而降低食欲。**食欲降下來了，減肥的目的也就能實現了。

所以，如果家中有這類肥胖患者，就可以找內庭穴來幫忙了。根據內庭穴可以去胃火的原理，我們也可以推理，家裡的女孩子如果因為上了胃火導致臉上冒出了痘痘，就可以透過刺激內庭穴來趕跑小痘痘。刺激的方法也是使用掐法，內庭穴部位有酸脹疼的感覺效果才好。

可見，內庭穴是全家人都需要的穴位，因為上胃火會導致很多問題，凡是因為上胃火導致的問題，我們都可以透過刺激內庭穴來解決。

隱白

止血效果顯著

| 穴位小檔案 |

穴位名：隱白
功效：調經統血、健脾回陽。
適應證：功能性子宮出血、子宮痙攣、牙齦出血、神經衰弱、消化道出血、尿血等。
用法：艾灸，每次 20 分鐘，每天 3 ～ 4 次。

在我治療的諸多崩漏患者中，有這樣 1 位女性患者，40 多歲。她說最近一段時間以來，每次來的月經量都很多，而且來勢也很迅猛。每半個小時就要換一次衛生棉，而且來了就不走，有時候 2 個月都連上了。搞得她做什麼都沒心情，外出也不方便。去了醫院大夫說是功能性子宮出血，開了很多藥，吃了也沒有改善，很困擾，經人介紹就找到了我。我為她細細把脈，進而選擇為她進行針灸治療。並告訴她，要想恢復得更快，回家沒事的時候就艾灸隱白穴，當然，也告訴她隱白穴的位置和艾灸方法。

做了一段時間的針灸治療之後，她告訴我最近一次月經挺正常的，也不太多了，來了 7 天也乾淨了，非常感謝我。我問她平時在家艾灸隱白穴嗎？她說一直堅持做呢，我告訴她，在治療功能性子宮出血方面，隱白穴功不可沒。

功能性子宮出血其實就是中醫上講的崩漏。什麼是崩漏？崩，就是指大量的流血；漏，就是月經淋漓不盡。**中醫認為，崩漏的發生主要是因為氣血失調，不能固攝經血，或因飲食勞倦，或因思慮過度，傷及脾胃，導致脾虛氣弱，中氣虛衰，以致統攝無權，沖任不固所致。**脾的功能是統攝血液在經脈中運行、防止血液溢出經脈之外，脾一旦出問題了，失去統攝的能力，就會出現崩漏、血便、血尿、皮膚發青、十二指腸潰瘍等症。

脾不統血導致的崩漏，就如同是河堤沒有夯實，水大量外溢。而隱白穴是脾經的井穴，什麼是井穴呢？井穴是五腧穴中的一種，井是水的源頭，就像源頭一樣，要一點一點地彙聚，所以井穴位於手指、腳趾的末端，是經氣所出的地方。河堤的堤土不牢固，需要在河堤的附近種上一些草皮或樹木，以木克制土，水不流失，崩漏自然就止住了。而隱白穴就有這個功效，因為它可以補脾統血，將血液統管好了，血就不容易跑出去了。

隱白穴位於我們大腳趾內側的趾甲旁。**取穴時，正坐垂足，在大腳趾趾甲內側緣和基底部分別畫一條直線，兩條直線的交點即是此穴。**我們在進行艾灸時，先將準備好的艾條的一頭點燃，然後懸於一側隱白穴上 1 公分處，每次熏灸 20 分鐘左右，直至隱白穴周圍皮膚轉紅有熱感為止。先灸一側穴位，然後再灸另一側穴位，每天灸 3 ～ 4 次，待出血停止後可再繼續灸 1 ～ 2 天，使療效更為鞏固。

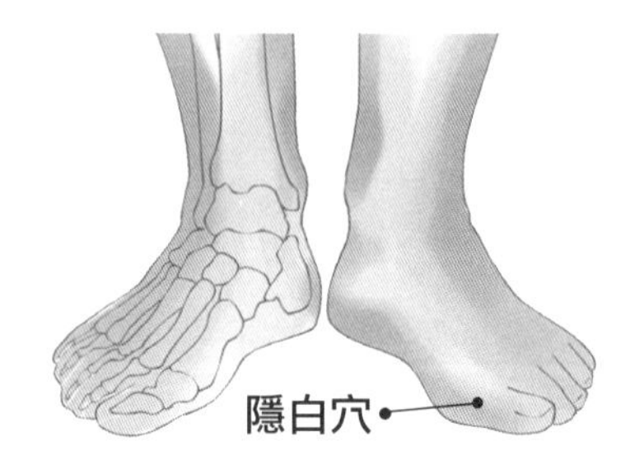

隱白穴，是足太陰脾經的井穴，按摩此穴，可升發脾氣，是治療月經過多、崩漏的要穴。

當然，在臨床上，我們要辨證論治，證藥相符，方可奏效。如果你的病情並不是太急，且又不方便去醫院治療時，可以參照此法。療效不理想時一定要及時去醫院，辨證論治，以免誤治失治。此外，當患者出血量較大，病情危急時，也應及時送往醫院救治。

隱白穴不僅可以治療女性的功能性子宮出血，它還能治療嬰幼兒的腹瀉。我記得有一次，1 位媽媽抱著 1 個 8 個多月的嬰兒來門診看病，說這個孩子腹瀉好幾天了，去醫院開藥吃了也不沒用，看著孩子日漸消瘦，媽媽的心裡很不是滋味。於是就找到了我，希望我能治療好孩子的腹瀉。

我看這個孩子面色萎黃、消瘦、舌質淡、苔薄白，而且問孩子的媽媽孩子是不是經常吃完東西就腹瀉，她點頭稱是。經過初診，我斷定這個孩子就是脾虛導致的腹瀉。於是我用三棱針點刺隱白穴，放了幾滴血，左右交替，經過 3 天的治療，孩子的腹瀉好了。所以當嬰幼兒出現脾虛腹瀉的時候，你就可以幫孩子掐隱白穴，當然要想效果好，還是找中醫大夫做針灸治療。

為了孩子止瀉，我還告訴家長 1 個穴位，**這個穴位止瀉效果也非常好，它就是長強穴**。長強穴就在後背的正下方，在尾骨端與肛門聯線的中點處。長強是督脈的第 1 個穴位，而督脈從上到下，貫穿於人體的後背正中，是統領人體陽氣的經絡，所以揉長強穴就像給一粒種子不斷地澆水，讓其陽氣生髮，從而生根發芽。

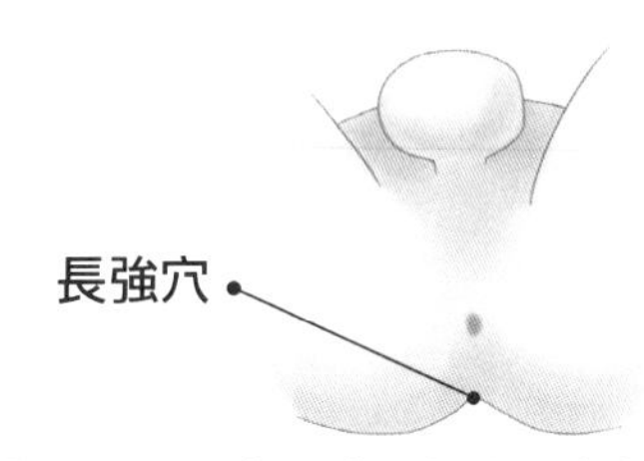

常揉此穴可以強身健體、提高免疫力。所以孩子如果脾胃虛弱或者拉肚子，就可以揉長強穴。

另外，我們從名字上也可以看出來，「長」是長大、旺盛之意。而「強」顧名思義就是強壯、充實的意思。長強合二為一，意味著這個穴位的氣血非常強盛。古人對這個穴位還有一個解釋，叫「迴圈無端之謂長，健行不息之謂強。」意思也很好理解，人體的氣血是迴圈不息的，新陳代謝就這在圈運行之中完成。氣血運行正常的話，人體的健康就能夠得到保證。

做法是，**讓孩子趴著，雙腿稍稍分開，用我們的大拇指揉或者按壓此穴，每天 100 ～ 300 遍**。為了孩子能夠健康成長，做家長的就要照顧好孩子，別讓孩子腹瀉，由於孩子脾胃弱，平時不要讓孩子吃太涼的東西，從冰箱裡拿出來的水果或者牛奶，要在外面放置 1 個小時，等涼氣散去後再讓孩子吃；還有，吃剩下的飯菜不能超過 1 天，如果吃第 2 頓的話一定要充分加熱，將細菌殺掉；晚上睡覺的時候一定要把肚子蓋上，有空調也不能讓空調直吹，以免出現腹瀉的現象。

此外，讓孩子養成良好的生活習慣，經常洗手、洗澡，吃飯前一定要洗手，以免把細菌吃進肚子裡。最後家長們也要注意自己的衛生，下班回家後一定要先洗手、洗臉，再去接觸孩子，以免把病菌傳給孩子。

再提 1 個少商穴，這個穴位是手太陰肺經腧穴的末穴，別名稱「鬼信穴」，位於手拇指末節橈側，距離指甲角 0.1 寸。隱白穴配少商穴可以治療神經系統疾病，比如出現幻覺了，或者癲狂等，但是，用這 2 個穴位治療精神病的時候，必須強刺激，扎針或者放血，還是請專業醫師幫忙。

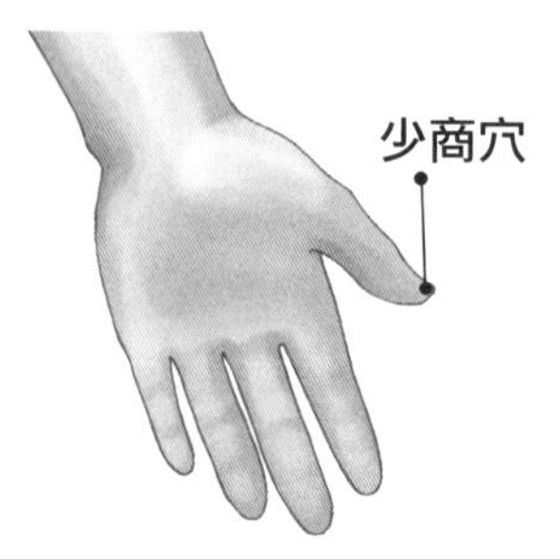

少商穴常用於治療昏迷、神經分裂症等神經系統疾病，與隱白穴一同使用，調治神經系統疾病效果更佳。

大敦

治療疝氣的大功臣

穴位小檔案

穴位名：大敦
功效：疏肝理氣，提升陽氣。
適應證：疝氣、遺尿、經閉、崩漏、月經不調、陰挺、癲癇等。
用法：艾灸，每次 20 分鐘，每天 1 ～ 2 次。

有 1 次我去杭州參加講座，由於是健康講座，所以去的大部分是老人，在交流互動時間中，有個老人說自己有疝氣，但是不怎麼嚴重，所以也沒有去醫院做專業的治療。我告訴他疝氣還是要引起重視，否則病情會加重，嚴重的情況下還會導致死亡，聽了我的話，這個老人嚇了一跳，忙問我該怎麼辦。我告訴他要想更好地恢復，除了要治療，還可以艾灸腳上的大敦穴。我把艾灸的方法告訴了他。後來這個老人按照我的方法去做了，過了一段時間就打電話告訴我，說他的疝氣病好了。

我為什麼要推薦大敦穴給這位老者呢？因為這個穴位治療疝氣的效果非常好。現在先讓我們了解一下大敦穴。**大敦穴是足厥陰肝經上的穴位，經常艾灸這個穴位可以振奮人體陽氣，增強自身調整功能，使病理狀態得到改善，使突出的臟器回復到正常的位置。**而疝氣就是人體組織或器官一部分離開了原來的部位，透過人體間隙、缺損或薄弱部位進入另一部位。俗稱「小腸串氣」。中醫認為，疝氣的病機就是感受寒邪及肝氣鬱結，氣機不暢，或小兒先天不足，老年人氣血虛弱，氣虛下陷，或痰濕久留不愈，流入下焦，鬱結不化，注入肝經、任脈所致。因為疝氣的病位在小腹部（含生殖器），而肝經「循陰股，入毛中，過陰器，抵小腹」，所以治療此病要取肝經的穴位，而大敦穴功專疏泄，治前陰病，所以治療疝氣首選大敦穴。

針灸歌賦《玉龍歌》中說「七般疝氣取大敦」；《勝玉歌》中也說「灸罷大敦除疝氣」。那麼大敦穴在哪呢？**大敦穴在足大趾末節外側，距趾甲角 0.1 寸處，取穴的時候正坐垂足，分別在趾甲基部和趾甲外側緣畫一條直線，兩條直線的交點處就是大敦穴**。輔助治療疝氣，我們可以採取艾灸的方法，溫和灸 15 分鐘左右，每天 2 次。

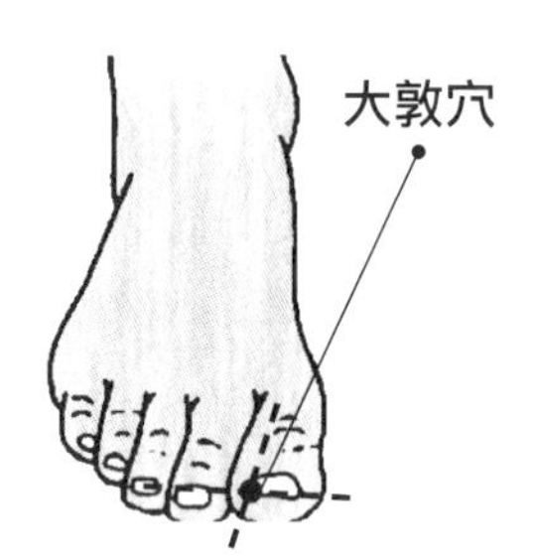

家裡不管是老人還是孩子得了疝氣，在不延誤病情的情況下，為了緩解不適症狀，可以在家艾灸這個穴位。

大敦穴除了可以輔助治療疝氣，它**還能治療女性的月經不調和崩漏**。大敦穴是肝經上的井穴，肝主藏血，如果情志抑鬱、久積化火，血液妄行導致的各種出血症，我們都可以找大敦穴來幫忙。《針灸銅人》中有：「治卒疝，小便數，遺漏、陰頭中痛……婦人血崩不止。」要想效果更好，我們可以隱白穴和大敦穴一起用，因為前面我們講了，隱白穴也有治療崩漏的功效。

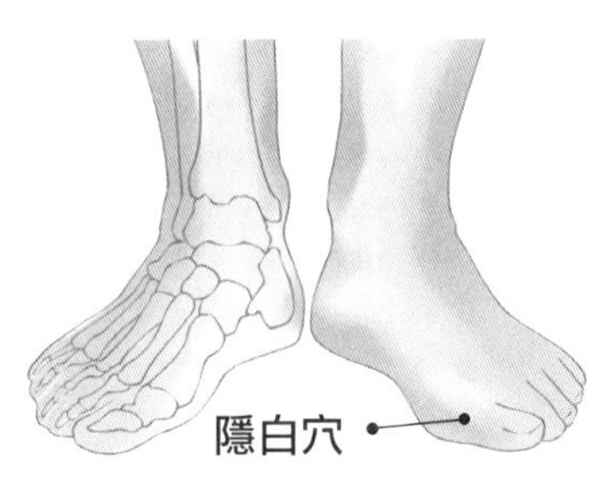

將隱白穴與大敦穴配合針灸，每個穴位艾灸 15 ～ 20 分鐘，每天 1 ～ 2 次，可有效緩解月經不調症狀。

大敦穴不僅可以治療疝氣和崩漏，它還能清肝明目，讓人神清氣爽。如果孩子看電視或寫作業時間長了，感覺眼睛不舒服，這時就可以刺激一下大敦穴。《千金方》中說：「主目不欲視，太息。」我們可以透過指壓的方法，**用我們大拇指的指端指壓這個穴位 3 ～ 5 分鐘，不僅可以緩解眼澀眼疲勞的症狀，還能讓人神清氣爽，恢復神智。**對於上班族來說也是不錯的選擇，當看電腦時間長了，眼睛不舒服，精神有點倦怠，不妨指壓一下大敦穴，相信可以緩解這種不舒服的症狀。

太白

消化不良患者的大救星

｜穴位小檔案｜

穴位名：太白
功效：健脾和中、理氣運化。
適應證：胃痛、腹脹、腹痛、泄瀉、痢疾、便秘、腳氣。
用法：按揉，每次3～5分鐘，每天2次。

我遇到過這樣1位老年男性患者，他曾做了胰十二指腸切除術，可是術後不久就出現了一系列的併發症：吃完東西後就會吐，吃什麼也沒滋味，經常打嗝，上腹部感覺發脹。我為他做了詳細的檢查，發現他脈象細弱，舌苔白厚。我認為，這是由於他術後脾氣受損，脾虛則生痰，脾的運化無力，導致氣機上逆，出現嘔吐、腹部脹滿等症狀。

我取其太白穴，並配內關穴和足三里穴進行針灸治療。針灸了1個療程後，病人再也沒有出現過嘔吐的症狀，且能吃一點流質食物了，上腹部也不感覺脹滿了。後來又為其針灸了幾次鞏固療效。在這裡，針刺太白穴可運化脾氣，足三里穴有降逆消食的作用，內關穴可調暢三焦之氣。

脾的運化能力強了，症狀也就消失了，因此病就痊癒了。在這裡，我們詳細了解一下太白穴，太白穴是脾經的原穴，「原」是初始、源頭的意思。脾經的源動力就在太白穴這，經常刺激太白穴可以振奮脾臟的元氣，使這個元氣源源不斷地供應整個脾經，從而達到補脾虛的作用，而且可以治療各種原因引起的脾虛，比如先天脾虛、肝旺脾虛、脾肺氣虛、心脾兩虛、病後脾虛等。脾主運化，當脾的運化能力不足，我們的身體就會處於脾虛的狀態。

為什麼會出現運化能力不足這種情況呢？這主要與我們日常飲食失調、勞逸失度，或久病體虛有關。**脾虛的症狀有很多，比如四肢倦怠、乏力，沒精神，小孩子晚上睡覺經常性的流口水，舌頭兩邊有齒痕，吃東西肚子脹，消化不良，愛出汗，女性朋友的崩漏，月經淋漓不盡，都是脾虛造成的。**脾虛的人還有個重要的特徵，就是舌胖，如果**舌頭胖大的，還有齒痕，那就一定是脾虛。**想要脾的運化能力加強，我們可以多按揉脾經上的太白穴。「太白」是古代星宿的名字，傳說此星有平定戰亂、利國安邦的本事。

知道了我們可以透過太白穴來補脾虛，那麼太白穴在哪呢？我們又如何刺激

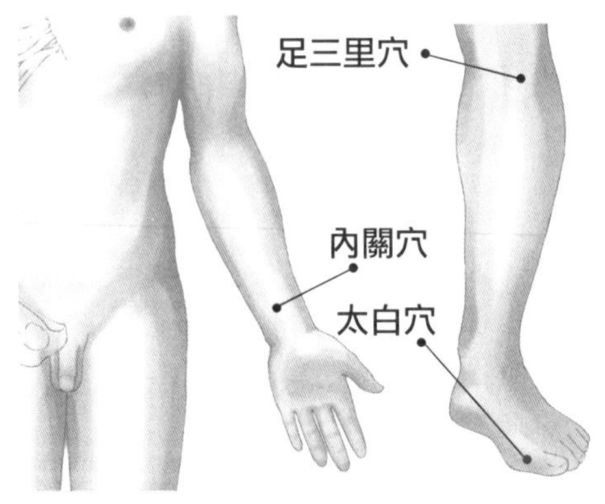

刺激太白穴、足三里穴、內關穴可健脾，脾的運化能力強了，消化不良的症狀也就消失了。

這個穴位呢？太白穴在足內側緣，當足大趾本節（第 1 蹠趾關節）後下方赤白肉際凹陷處。我們可以採取拇指按揉法，方法是用拇指的指腹按揉太白穴，按揉 5 分鐘，有明顯的酸脹感，每天 2 次。我們還可以兩隻腳對著搓，來回搓，以此刺激太白穴，起到預防脾虛的作用。

太白穴除了可以補脾虛，它還能輔助治療胃痛、胃脹等疾病。那麼怎麼判斷自己是否有胃病呢？請參考我擬定的**胃病自測指標：1. 經常覺得肚子特別脹，還老打嗝；2. 經常不想吃東西，老是沒食欲；3. 經常肚子疼、噁心；4. 胃部經常有反酸的感覺；5. 上腹部疼痛或感到上腹部不適；6. 有過胃部氣體不順而後返升的現象**。只要有上述症狀者都屬於胃病。我們可以透過刺激太白穴來防治胃病。

其實**在輔助治療胃病的時候，太白穴最好和梁丘穴一起配伍使用，效果更佳。**梁丘穴，梁，屋之橫樑也；丘，土堆也。梁丘的名字，是指本穴的功用為約束胃經經水向下排泄。陰市穴下傳的地部經水，到梁丘穴後，因本穴位於肌肉隆起處，對流來的地部經水有圍堵作用，經水的傳行只能是滿溢越梁而過，故名梁丘穴。梁丘穴是胃經上的「郤穴」。「郤」有空隙的意思，郤穴是各經經氣深聚的部位，經常用來治療急性病。**梁丘穴位於膝蓋骨附近，取穴時，腳用力伸直令大腿肌肉繃緊可顯現股直肌肌腱與股外側肌，兩肌之間就是梁丘穴。對於這 2 個穴位可以按揉，每個穴位按揉 3 ～ 5 分鐘**，如果得了胃病就要時間長一些，8 ～ 10 分鐘，力度也要變大。

太白穴不僅可以補脾虛、治胃病，它還有一個很好的功效，就是能改善因運動或勞累過度造成的肌肉酸痛問題。很多人在生活中都有過這樣的體驗，很長時間不運動，偶爾運動一下就會感覺渾身酸痛。**一般來說，這種酸痛現象在休息幾天後就會好轉。也有的人需要好久才會好轉，這多是脾虛了**。脾是主肌肉的，突然的運動會導致脾氣耗費很多，使肌肉內部氣虧，肌肉就會產生酸痛。如果你遇到了這種情況，可以用艾灸太白穴的方法來解決。操作方

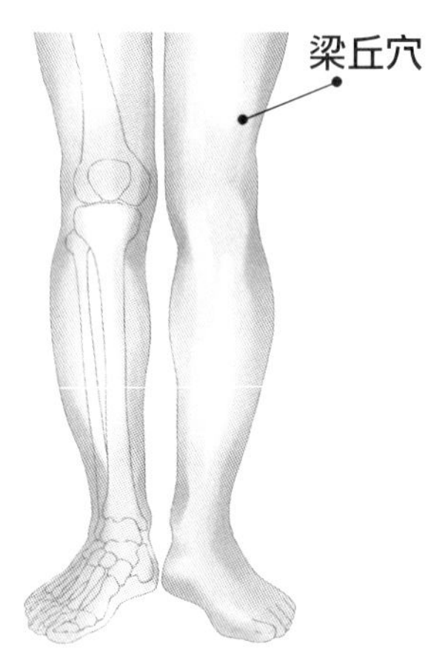

經常按摩梁丘穴有理氣和胃、通經活絡的功效。

法也非常簡單：可以用一小段艾條，在腳兩側的太白穴上採用溫灸法，灸大約 30 分鐘左右，通常會緩解。如果身旁沒有艾條，可以用大拇指內側按壓太白穴，效果雖不及溫灸，但也見效。

居家穴位調養的第一本書

按一按、揉一揉，就能照顧全家人健康

作者 李志剛
編輯 徐詩淵
美術設計 潘大智、侯心苹

發行人 程顯灝
總編輯 呂增娣
主編 李瓊絲
編輯 鄭婷尹、陳思穎、邱昌昊、黃馨慧
美術主編 吳怡嫻
美編 侯心苹
行銷總監 呂增慧
行銷企劃 謝儀方、吳孟蓉

發行部 侯莉莉
財務部 許麗娟
印務 許丁財
出版者 四塊玉文創有限公司

總代理 三友圖書有限公司
地址 106 台北市安和路 2 段 213 號 4 樓
電話 (02) 2377-4155
傳真 (02) 2377-4355
E－mail service@sanyau.com.tw
郵政劃撥 05844889 三友圖書有限公司

總經銷 大和書報圖書股份有限公司
地址 新北市新莊區五工五路 2 號
電話 (02) 8990-2588
傳真 (02) 2299-7900

製版 興旺彩色印刷製版有限公司
印刷 鴻海科技印刷股份有限公司

初版 2015 年 12 月
定價 新臺幣 320 元
ISBN 978-986-5661-50-2(平裝)

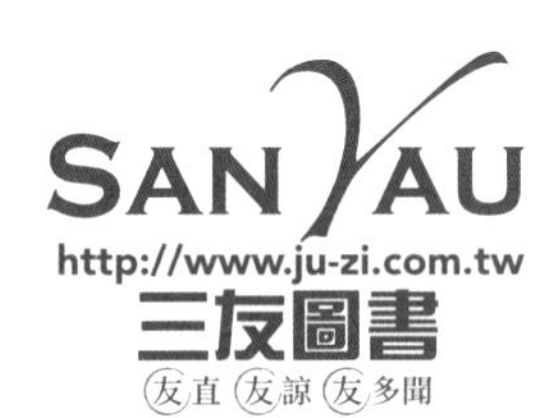

國家圖書館出版品預行編目 (CIP) 資料

居家穴位調養的第一本書：按一按、揉一揉，就能照顧全家人健康 / 李志剛著 . -- 初版 . -- 臺北市：四塊玉文創，2015.12
面； 公分
ISBN 978-986-5661-50-2(平裝)

1. 穴位療法 2. 經穴 3. 按摩

413.915 104025785

本書繁體版由科學文獻技術出版社授權出版